AF391491

L'HISTOIRE

DE LA

CONSCIENCE,

PAR DAVID BVCHANAN.

Fuy le mal, Fay le bien.

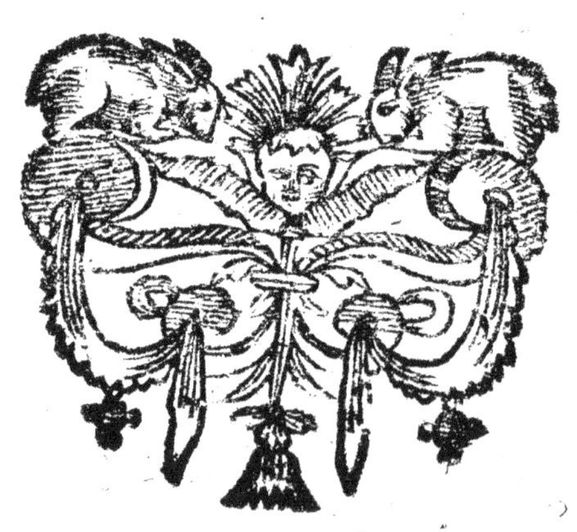

M. DC. XXXVIII.

AV LECTEVR.

Mr Lecteur, c'est à toy que cét escrit s'adresse, car c'est pour toy qu'il a esté faict par celuy qui est tres-desireux de ton vray bien, si en le lisant tu y trouues quelque satisfa-ction, ie me diray heureux d'auoir contribué en quelque façon à ton contentement: mais si d'autre part, tu y rencontres quelque chose qui ne t'aggrée pas, sçache que c'est contre mon

ã ij

intention, & que i'en suis tres
marry, plaignant mon mal-
heur, de ce que ie n'ay peu paruenir au seul but que ie me suis
proposé en ce petit trauail, qui
est ton aduantage seul, & en
imputeray tousiours la cause à
ma foiblesse que n'ay mieux
fait, & non à aucune morosité
en toy, sçachant que tu reçois
de moy le present que ie te fais
en ce petit traicté, auec la
mesme cãdeur que ie te l'offre :
Au reste, asseure toy que laissant à part tout prejugé & dé-
guisement, sans tourner à droite ny à gauche : Ie te propose
la nuë & simple verité de cho-

ſes dont ie parle en ce traicté,
C'eſt tout ce que ie t'ay voulu
dire en ce lieu.   Adieu.

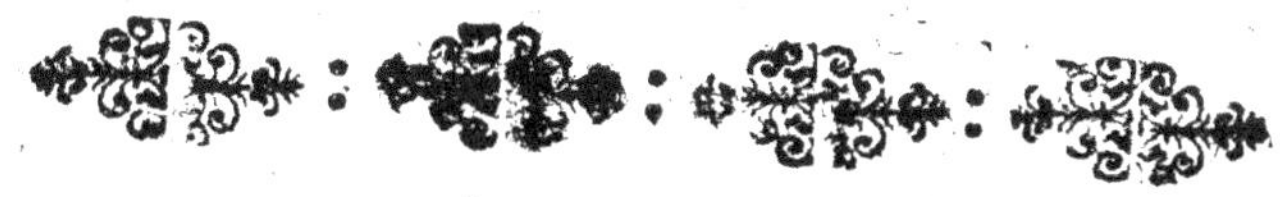

TABLE DES
CHAPITRES
CONTENVS EN
ce Traitté.

Page 9.ligne 17.liſez d'où,p 30.l.28.
liſez,quoy qu'elle ne fuſt eſcrite qu'à
Iſraël ſeul,neátmoins puis qu'elle regarde le ſeruice diuin externe à quoy tous
les peuples ſont obligez, elle ne laiſſe
pas d'obliger tous,p 33 l 8.liſez detour-
ner.p.35 l 26.litez offerte p 36 l.18.dele
comme p.62 l.13.&c. & vn Saul p.70.
l.15.liſez voire ſouuent,p.71.l 6. liſ.par
p.82.l 2. dele. Ce p.88.l 19.liſez voire
au mauuais. p.90.l.27. liſez,& s'il nous
arriue de tromper. p 98. l 9.liſez auant
de conclurre ce propos ie dis & tiés que
ſi les choſes deſquelles le ferment eſt ſe
changent,elles font p 107.l 1.liſez de ſe
mettre.p.125.l 25.dele bien. p.146 l.28.
liſez en vn tel degré p 148,l.20. liſ lui-
ſát c parmy eux p 150.l.7.liſez qu'elle eſt
p.152 l.28.liſez ſi en accuſanr ainſi p.154
l.8 liſez n'eſt pas. Ibid,l.16,liſez pourquoy quand

L'HISTOIRE DE LA CONSCIENCE.

CHAPITRE I.

Trois principales facultez de l'ame sont proposées, L'intellect subdiuisé, La Synterese & la Conscience sont definies.

A faculté intelle-
ctiue de l'ame hu-
maine prinse en sa
generalité compréd
sous soy trois emi-
nentes puissances, à
sçauoir, l'entendement ou l'intellect, particulierement dict, la vo-

lonté ou l'appetit intellectuel, & la
memoire intellectuelle.

L'entendement est vne puissance par laquelle l'ame non seulement prend cognoissance de la nature des choses, mais aussi iuge de
la verité ou de la fausseté, de la
bonté & mauuaistié d'icelles.

La volonté est vne puissance par
laquelle l'ame s'aduance à embras-
ser ce que l'entendement a iugé e-
stre vray, & à reietter ce que l'entendement a tenu estre faux, a iouyr
de ce qu'il a creu estre bon, & à re-
repousser ce qu'il a recogneu estre
mauuais.

La memoire intellectuelle est
vne puissance par laquelle l'ame
conserue ce que l'intellect a en-
tendu, & la volonté a voulu, laquel-
memoire quand elle ramasse les
choses esgarees, elle s'appelle re-
miniscence, comme vous diriez re-
memoire.

L'entendement a pour suiuans
tous les sens, tant internes qu'externes.

La volonté a pour ses suiuantes

toutes les affections & passions qui
naissent de la faculté sensitiue.

La memoire intellectuelle est
pareillement suiuie de la memoire
sensitiue.

De ces trois eminentes puissances, la premiere & la principale
est l'entendemeut, qui est comme
le pilote qui tient le gouuernail de
la nef agitée des ondes & des vents
pour la conduire au port : ou comme le Cocher qui est en son siege,
& tient les resnes de peur que les
cheuaux eschappans, ne renuersent
le coche dessus dessous.

L'intellect particulieremeet dict,
est triple à sçauoir, speculatif practic
& poetie.

L'intellect dict speculatif, autrement contemplatif s'employe à la
speculation ou contemplation de la
nature, verité ou fausseté des choses (nommément des vniuerselles)
sans passer outre.

L'intellect dict practic alias a-
ctif, s'occupe à la consideration de
la bonté ou mauuaistié des choses
(nommément des particuliers) &

de là paſſe outre à l'action & aux œuures.

L'intellect dict pœtic autrement factif s'employe aux arts & meſtiers tant pour les apprendre que pour les exercer: Mais laiſſant tout à faict de parler en ce lieu d'auantage de l'intellect ſpeculatif & poetic, nous allons à l'intellect practic, de qui nous diſons pour noſtre propos preſent qu'il comprend en ſa latitude deux moindres puiſſances, ſcauoir, la Syntereſe & la Conſcience, qui ſont le ſuiet de ce preſent diſcours.

La Syntereſe eſt vne puiſſance moindre de l'ame ſous l'intellect practic, par laquelle l'ame quoy que fleſtrie par le peché, non ſeulement conſerue en chacun de nous quelque peu de ceſte lumiere premiere, c'eſt à dire, en premier lieu vn reſte de la cognoiſſance de la volonté de l'Eternel, Et apres de ce qui s'appelle loy de nature, droite raiſon, auec les notices & principes moraux, au temps & lieu: ainſi auſſi par icelle l'ame y conſent:

Synterese vaut autant que conseruation, car il vient d'vn verbe qui
signifie conseruer en la langue ori-
ginale.

La Conscience aussi est vne
puissance moindre sous l'intellect
practic, par laquelle l'ame en chacun de nous prend cognoissance de
tous ses propres mouuemens & a-
ctions tant internes qu'externes, &
en iuge en bien ou en mal selon vne
certaine reigle ou mesure, que si
les actions de l'ame s'accordent a-
uec ceste mesure, il prouient vne
ioye dans l'ame, & si elles discor-
dent auec ceste regle, naist vne
perturbation dans l'ame, d'où tu
vois que la Conscience est quelque chose diuerse de la Synterese,
quoy que le vulgaire les con-
fonde.

A iij

Chapitre II.

La definition de la Conscience est expliquee mot par mot.

POur plus grand esclaircisse-ment de ceste description de la Conscience, nous l'expliquerons en particulier. En premier lieu donc ce mot de Conscience vaut autant que science auec; En sorte qu'il ne signifie pas vne science nuë d'vn seul ains de deux: Or ces deux sont Dieu & l'ame d'vn chacun, car ny les Anges ny les autres hommes ne peuuent sçauoir ce qu'vn homme à dans l'ame, s'il ne leur est reuelé, Dieu seul estant scrutateur des cœurs; En maniere que la Côscience est comme vn arbitre entre l'homme & Dieu prononçant sentence à la faueùr de l'homme ou contre luy; apres en ceste descrip-tion il y à vne puissance moindre, parce qu'elle est comprise sous vne principale puissance ou bien, de-

pendante d'elle, à ſçauoir de l'intellect practic ; Or vne puiſſance
eſt vne qualité de la ſeconde eſpe-
ce, ainſi qu'on parle és eſcoles comme chacun ſçait ; Quand ie dis les
puiſſances de l'ame eſtre de quali-
tez, cela ſe doit entendre eu eſgard
au dehors ou des œuures, Car eu
eſgard au dedans & à l'ame elles
ſont vne meſme choſe auec l'ame
meſme.

Auant de paſſer outre il eſt à
noter que le mot ſcience en ce lieu,
ſe prend pour la puiſſance de ſçauoir, en ſon compoſé Conſcience,
combien que le plus ſouuent il ſe
prenne pour l'habitude de ſçauoir;
Item, en la definition de la Conſcience il y a ces mots de l'intellect
actif : d'autant qu'elle s'occupe à la
conſideration des actions particulieres de chacun de nous, & non des
generales. Apres il y a, par laquelle l'ame d'vn chacun : parce
qu'il n'y a aucun entre les hommes
qui n'ait vne Conſcience, quoy que
le vulgaire en parle autrement, eſti-
mant que la Conſcience profonde-

ment plongee dans l'ignorance & le peché n'estre point Conscience; elle est naturelle à tout homme, puis qu'elle naist auec luy & elle ne le quitte iamais, mais elle se resueille plus és vns qu'es autres selon la dispensation des graces de Dieu.

En suitte il y a de tous ses mouuements & actions, d'autant que la moindre pensee de l'ame ne se peut eschapper, tellement de la Conscience qu'elle n'en donne sentence deuant Dieu en bien ou en mal; Mais la Conscience ne iuge pas des mouuemens & actiós d'autruy, ains la Conscience d'vn chacun iuge de ses actions propres.

Finalement il y a en la description de la Conscience selon vne certaine reigle & mesure laquelle est double, sçauoir la volonté de Dieu eternelle, premierement engaruée au dedans de nous, apres declarée à nous par sa parole, & la droite raison qui a encores en foy firmement fichee vne estincelle de cette volonté de Dieu escrite au cœur de l'homme dés le commencement

laquelle eſtincelle, Dieu eſclaire au
dedans par l'operation puiſſante de
ſon ſainct Eſprit : au dehors par le
miniſtere de ſa parole, Ioinct l'eſtude de bonnes lettres, & la hantiſe de
gens de bien.

CHAP. III.

Des deuoirs de la Conſcience en general, auec quelques remarques.

MAINTENANT il faut ſça-
uoir qu'il y a quatre deuoirs
principaux de la Conſcience , Le
premier eſt de rendre teſmoignage
dont il eſt parlé tant de fois en la
ſaincte Eſcriture, du teſmoignage
de la Conſcience : Le ſecond deuoir, eſt, d'accuſer ou excuſer, De
ce deuoir auſſi il eſt parlé ſouuen-
tesfois en la parole de Dieu : Le
troiſieſme deuoir eſt, d'aſſeoir iugement deuant Dieu, pour ou contre
l'homme, de cecy auſſi eſt parlé en
la ſaincte Eſcriture : Le quatrieſme

deuoir eſt, de donner du repos, d'où il eſt tant parlé de la paix de la conſcience : ou bien de bourreller & troubler, d'où il eſt dict qu'il n'y a point de paix au meſchant, Iamais aucun homme n'a peu eſuiter les morſures d'vne mauuaiſe Conſcience, car elle frappe touſiours auec vn battoir ſourd. Mais à preſent nous reduirons ces quatre deuoirs de la Conſcience à deux comprenãt les trois derniers ſous vn deuoir que nous appellons le deuoir de iuger, car accuſer ou excuſer, & boureller ou donner du repos ſont eſtroitte- ment adioincts au iuger l'vn allant deuant, l'autre ſuiuant apres.

Quant au premier deuoir de la Conſcience, qui eſt de rendre teſ- moignage, il faudra conſiderer de- quoy c'eſt que la conſcience rend teſmoignage, comment & pour cõ- bien de temps ; pour ce dequoy noſtre conſcience rend teſmoigna- ge, Ce ſont tous les mouuemens internes de l'ame, tels que ſont les penſees & les affections , comme auſſi toutes les actions externes.

Il appert que la confcience rend
tefmoignage aux plus fecrettes
penfees par le formulaire vfité, l'at-
tefte ma confcience, n'auoir iamais
penfé à cela.

La Confcience rend tefmoignage de nos affections ainfi qu'il fe
voit par les paroles de l'Apoftre ef-
criuant aux Romains cap. 9. v. 1. 2.
3. Ie dis verité en Chrift, Ie ne
mens point, ma confcience rendant tefmoignage par le fainct Efprit, que i'ay grande trifteffe &
continuel tourment en mon cœur,
car ie defireroy moy-mefme eftre
feparé de Chrift, pour mes freres qui font mes parens felon la
chair.

La confcience rend tefmoignage de nos actions externes comme
nous voyons par le mefme Apoftre
fainct Paul aux Actes, 23. verf. 1.
I'ay conuerfé en toute bonne
confcience deuant Dieu iufques à
ce iour.

La maniere que la confcience
rend tefmoignage, eft qu'elle re-
marque & obferue tout ce que

nous penfons, difons & faifons en nous aduertiffant fecrettement au dedans de tout comme vn Notaire & protocolle.

Icy en paffant il faudra remarquer deux operations de l'intellect. La premiere eft directe par laquelle il penfe & conçoit quelque chofe. La feconde operation eft reflexe par laquelle il retourne à ce qu'il a penfé, le rumine, l'examine, le iuge, &c.

Cefte feconde actiõ eft dicte eftre particulierement de la confcience. Pour le temps que la confcience rend tefmoignage, c'eft depuis noftre commencement pour iamais, car quoy que l'homme meure par la feparation de l'ame d'auec le corps, la confcience ne meur point, ains elle fuit l'ame feparee, comme vne puiffance effentielle procedãte de la nature de l'ame, & ne l'abandonne point, quand mefme l'ame fera reunie au corps, d'où fainct Paul aux Romains dit cap. 2. v. 15. Ma confcience me rendra tefmoige au iour que le Seigneur iugera les ſecrets des hommes.

De ceſte doctrine tu vois ô homme digne de compaſſion, toy qui ne ſçais pas, ou negliges de lire les liures de l'Eſcriture, & ne veux pas eſtudier le liure des creatures, ains qui pis eſt, eſſayez d'eſteindre le liure de la nature, Mais en vain tu vois, dis-ie, que ta propre conſcience ſans aller plus loing te demonſtre ſuffiſamment qu'il y a vn Dieu, à qui ie te prie ta conſcience, rend elle teſmoignage? En ſuitte duquel teſmoignage tu endures tant de morſures en ton ame? Fſt-ce aux autres hommes ou aux Anges? rien moins; Car qui peut cognoiſtre les cachots du cœur de l'homme ſinon celuy qui l'a formé, à ſçauoir, ceſte ſubſtance ſpirituelle, infinie, eternelle, toute puiſſante, qui void tout, qui oit tout, qui eſt Dieu benit eternellement.

Cette doctrine auſſi nous met deuant les yeux le ſoing & la bonté de noſtre Createur enuers nous, qui nous a donné vn ſurueillát pour auoir l'œil ſur tous les mouuemens

de noſtre ame : nous adyertiſſant ſi
nous faiſons bien ou mal, ſi bien
pour y continuer, ſi mal pour en de-
ſiſter, pour nous guider au peleri_
nage rabatu de cette vie.

Le ſecond general deuoir de
la conſcience eſt de iuger ſous
ce deuoir nous apprenons l'accuſer ou excuſer, comme le troubler & donner paix, ainſi que nous
auons veu cy-deſſus : Or la conſcience exerce ſon iugement comme Vicaire du Souuerain Iuge, Le
iugement de la conſcience en cette
vie eſtant comme vn auant-cou-
reur du dernier iugement, pourueu
qu'il ſoit donné ſelon la ſuſdicte regle : Car ſi noſtre conſcience nous
condamne, à beaucoup plus forte
raiſon Dieu nous condamnera-il,
qui void infiniement plus clair que
noſtre conſcience, voire il void des
choſes que noſtre conſcience ne
void point, quelque claire voyante
qu'elle ſoit, d'où il eſt dict par S.
Paul eſcriuant aux Corinthiens, 1.
5. verſ. 4. ma conſcience ne m'accu-

euſe de rien, toutesfois ie ne ſuis pas
iuſte deuant Dieu.

Chap. IIII.

De la parole de Dieu, de ces deux parties principales, des eſpeces de la loy.

ICy il faudra conſiderer ce dequoy la conſcience iuge : & apres
nous verrons comment elle en iuge : Or la conſcience iuge de tout
ce qui eſt dict contraindre ou pref-
ſer (par maniere de dire) la confcience afin qu'elle nous puiſſe excuſer du bien, ou ac cuſer du mal :
autrement afin qu'elle nous puiſſe
monſtrer ce qui eſt à faire, & ce qui
eſt à fuir.

La conſcience en ſoy comme
ſont toutes les autres puiſſances de
l'ame, eſt libre & franche de toute
containte à proprement parler, mais
elle eſt dite eſtre contrainte & pref-
ſee quand elle eſt, pour ainſi parler,
neceſſitée de meſurer toutes nos

actions à ceste reigle dont nous a-
uons parlé cy - dessus en general,
d'où ceste reigle est dite obliger la
conscience, parce que necessai-
rement par elle nos actions sont
mesurees.

Maintenant il est à sçauoir que
la conscience est dite estre obligee
en deux façons, à sçauoir proprement
ment & directement, ou improprement
ment & indirectement.

Proprement & directement la
conscience est dite estre obligee par
la seule volonté de Dieu, l'intelligence de laquelle Dieu auoit premierement comme nous venons de
dire, imprimé au dedans du cœur
de l'hõme, laquelle apres il a declaré l'espace de plusieurs siecles de viue voix ou par la parole de sa bouche
aux hommes : Mais enfin selon sa
sagesse infinie il a voulu que cette
sienne voix ou parole contenant sa
volonté fust redigee par escrit ainsi
que nous l'auõs auiourd'huy depuis
maints siecles és liures du vieux
& nouueau Testament : puis que
Dieu est seul Seigneur de la conscience,

cience, & luy seul a le pouuoir à
sauuer & à perdre, à bon droict sa
volonté est la propre reigle & directe qui oblige absolument la
conscience, & puis que la volonté
de Dieu est contenuë en sa parole,
chacun de nous se doit aduancer
en l'intelligence d'icelle, afin de
voir auec soin si ce que nous faisons
& ce que nous croyons est selon
icelle.

Par cette doctrine tu peux apprendre quel iugement nous deuons auoir, de ceux qui sans auoir
aucun esgard à la volonté de Dieu,
suiuent en leur vie les mouuemens
desreiglez d'vne ame captiue sous
le peché. Item, de ceux qui lais-
sans en arriere la consideration de
la volonté de Dieu, s'accommodent
au temps, & pour les interests de
ceste vie presente complaisent aux
mondains, tant en la corruption de
la Religion, qu'en la deprauation
des mœurs.

Comme aussi de ceux qui de-
portent ou empeschent l'homme à
s'instruire en la parole de Dieu, en

laquelle on apprend la reigle de nos actions & noftre creance, comme nous auons defia dit.

Ordinairement on partage la parole de Dieu en deux parties, à fçauoir en la loy & Euangile : par la loy nous entendons cefte partie de la parole de Dieu, qui nous ordonne ce qu'il faut faire, & ce qu'il faut fuir. L'Euangile eft cette partie de la parole de Dieu qui nous enfeigne ce qu'il faut croire pour noftre falut.

Or la loy qui eft la mefure ou reigle de nos actions en fa generalité comprend fous foy plufieurs fubdiuifions : Premierement donc elle comprend la loy dicte naturelle, qui fe prend en trois manieres : En premier lieu la loy fe dit naturelle fimplement & abfolumét, Cette loy naturelle ou de nature ainfi dicte en tout temps, & en tout cas eft immuable, qui dure tant que la nature dure, & ne prend fin qu'auec la nature mefmes, cette loy s'appelle autrement loy non efcrite, mais engrauee en l'enten-

ἁπλῶς.

Hæc lex, non heri aut hodie nata sed cum ipsa rerum na-

dement de l'homme par le doigt de
Dieu : d'où il est dit que ceste loy
est nee auec nous, laquelle nous
n'auons point appris, leu, ny re-
ceu, mais nous l'auons arraché,
tiré & pris de la nature mesme dans
laquelle nous n'auons pas esté en-
seignez, mais faits, non instruicts,
mais imbus; Cette loy se nomme
droict Diuin & eternel, Mais à proprement parler la loy est plustost
la doctrine du droict que le droict
mesme. De plus ceste loy de nature est vn rayon de la Iustice de
Dieu luisante en l'entendement de
la creature intelligente.

D'icy tu vois, qui nie cette loy
& l'opugne, non seulement il combat contre la nature, mais aussi il
guerroye contre Dieu. Si desirez
vn exemple de ceste loy en voicy,
la loy d'honorer Dieu, de l'aimer
par dessus tout, & dependre de luy
absolument : aimer soy-mesme, &
aimer son prochain comme soy-
mesme, &c.

En second lieu la loy de nature n'est autre chose qu'vne ordon-

Grec par fois ἀπονοίας μᾶτον de la volonté de Dieu, par fois ἐπίντηρ, par fois ἐξώπυρον par fois ἴναισ- για.

nance ou institution, par consequence tiree de la premiere loy de
nature, & fondee sur icelle : cette
loy se nôme loy de nature en partie
κατά τι, c'est à dire, pour vn certain
respect, à sçauoir, quand la fin à
qui la nature butte, est gardee, eu
esgard à ceste fin : Cette sorte de
loy de nature est immuable comme
la premiere, mais eu esgard aux
circonstances, par lesquelles vous
venez à ceste fin principale, à laquelle la nature butte, elle est muable : En voicy vn exemple, la loy
de nature κατά τι, ou en partie au
commencement requeroit le mariage du frere auec la sœur pour
l'incolumité & conseruation de la
societé humaine, n'ayant pas sur la
terre d'autres personnes : Mais és
temps suiuans, le genre humain
estant multiplié & dispersé ça & là,
la mesme loy de nature en partie
deffend le mariage du frere auec la
sœur pour la mesme fin, sçauoir
mon afin que la societé entre les
hommes soit gardée par les fermes
gages d'amitié, l'affinité par ma-

riage eſtant diſperſee.

En troiſieſme lieu la loy de nature eſt priſe en vne tres laxe &
large ſignification , & n'eſt autre
choſe qu'vne couſtume ou ordonnance touchant noſtre comparte-
ment aux choſes de dehors, qui ſont
ny bonnes ny mauuaiſes en elles-
meſmes ainſi 1. Corinth. 11. v. 14.
l'Apoſtre parle, la nature enſeigne
l'homme, que s'il nourrit ſes che-
ueux, c'eſt vne honte pour luy, Au
temps iadis, ſur tout dans l'Orient
auoir la teſte nuë ſans chapeau ou
couuerture eſtoit vn ſigne de liberté, & par ainſi appartenant à l'hô-
me, mais icy en nos pays nous a-
uons vne couſtume toute contraire
eſtimans eſtre deſcouuert vn ſigne
de ſubmiſſion: Au temps paſſé le
couurement de la teſte eſtoit vn ſigne de ſubiection, & par ainſi propre à la femme, d'où dans l'Orient
les hommes quand ils adoroient, ils
ſe couuroient en ſigne de ſubmiſſion deuant Dieu. Les rites externes & ceremonies dãs l'Egliſe peuuent eſtre dites ſelon la loy de na-

B ij

ture en ce fens, comme auffi les ce-
ceremonies en la conuerfation
ciuile.

En apres la loy en fa generalité
eft dicte pofitiue, or fi vous prenez
ce nom pofitiue en fa latitude, il
comprend toutes les trois efpeces
des loix dont nous venons de parler
puis qu'elles font toutes pofees par
le Legiflateur, mais plus particulierement fous le nom de pofitiue
nous entendons les deux efpeces de
la loy de nature apres la premiere,
ainfi on dit que la loy pofitiue n'eft
pas des chofes qui en foy contien-
nent aucune bonté ou mauuaiftié,
ains feulement en vertu de la feule
pofition de la loy, la chofe deuient
bonne ou mauuaife, comme de manger ou ne manger point de fruict
prohibé. Et encores quelques-vns
veulent abftreindre le nom de loy
pofitiue à la loy de nature en fa feconde acception feulement.

En troifiefme lieu la loy en fa
generalité eft dicte morale, parce
qu⟨...⟩ reigle les mœurs, ou la
maniere de viure plus particuliere-

ment ſous la morale ſont compris les deux premiers degrez de la loy naturelle. Voire il y a quelques-vns qui reſtreignent la loy morale au premier degré ſeul de la loy de nature.

La loy poſitiue comprend ſous ſoy la loy qu'on appelle communement iudiciale, qui concerne la raiſon, & la maniere de l'execution des Statuts & Ordonnances dans l'Eſtat.

Et la loy ceremoniale qui eſt touchant l'ordre, la bien-ſeance & actions qu'on a couſtume d'obſer-uer quand & ou on officie le ſeruice Diuin. Or en paſſant il faut noter que le mot ceremonie encores qu'il ſoit par fois appliqué aux choſes externes de la conuerſation ciuile, neantmoins il appartient propre-ment aux choſes ſainctes, car il vient d'vn mot qui ſignifie ſainct, à ſçauoir de Cerus.

CHAP. V.

*De plusieurs degrez d'obeyssance
deuë à la loy selon chaque.
espece d'icelle.*

MAINTENANT pour retourner à l'obligation que la conscience doit à la loy, Ie dis que la loy de nature en sa premiere signification oblige la conscience de tous hommes à luy obeyr sans aucune excuse ou preuarication quelconque, d'autant qu'elle contient en soy vne bonté naturelle & immuable commandant les choses absoluëment necessaires, comme sont les deuoirs de charité enuers Dieu, enuers soy-mesme & enuers son prochain.

La loy naturelle en sa seconde signification oblige bien les consciences en vertu de sa fin & de son ordonnance precedente du grand L   eur, mais non pas si estroittement que la premiere loy, d'autant

tant que cellecy est muable, & n'est
pas des choses si immediatement
bonnes que la premiere loy.

La loy naturelle en là troisiesme
acception oblige les consciences,
mais moins estroictement encores,
icy il y faut sçauoir que la loy que
nous appellons morale est dite comprise au Decalogue (ou dix Cōman-
demens) qui comtiēt auec la loy dite
naturelle simplement quelques preceptes de la loy dite naturelle en partie, ou de la positiue propremēt dite,
tel est le precepte du iour du repos,
lequel quoy qu'il soit dés le commencement, neantmoins il est po-
sitif & souffre quelque changement
ainsi que nous le voyons, depuis le
temps de Christ tous les hommes
doiuent obeyssance à tous les preceptes du Decalogue, d'autāt qu'ils
auoient esté donnez au commencement aux premiers parents communs des hommes suiuants, &
seulement renouuellez au peuple
esleu, par le ministere de Moyse:
Pourquoy le peuple esleu outre l'o-
bligation generale à tous d'obeyr

C

à la loy auoit vne obligation particuliere à obeyr au decalogue à cause de ce renouuellement fait pour luy & à luy.

La loy dite simplement naturelle quoy qu'elle requiere de nous vne obeyssance prompte & sincere sans excuse quelconque, neantmoins elle exige de nous vne obeïssance par certains degrez & plus ou moins selon le cas. En voicy vn exemple, La loy dite absolument naturelle nous commande la charité enuers tous hommes, mais sur tous enuers les domestiques de la foy.

Quant à l'obeyssance deuë à la loy proprement dite positiue, elle doit ceder à l'obeyssance deuë à la loy dite simplement naturelle: Pour exemple, l'obeyssance deuë au precepte du iour du repos, doit ceder à la loy de la charité enuers nostre prochain, non seulement en ce qui regarde sa personne, mais en tout ce qui le touche: ainsi au iour du repos la loy de la charité nous obli-

ge de tirer le bœuf de noftre prochain de la foffe.

De plus l'obeyffance deuë à la
loy en general, doit eftre entendüe
auec cefte reftriction, fi Dieu n'en
ordonne autrement par quelque
commandement fpecial : ainfi Dieu
par vn commandement fpecial có-
mande aux Ifraelites d'entourer les
murs de Iericho fept iours de fuite,
& par confequent le iour du repos
que Dieu en la loy auoit commandé de chommer, de mefme il commande par ordre exprés au Patriar-
che de facrifier fon fils, quoy qu'il
eut deffendu par la loy generale à
tous hommes de tuer : De forte que
par vne obeyffance abfolue nous
deuons fuiure le commandemeut
exprés de Dieu fans auoir efgard à
la loy generale comme fit Abraham
& apres luy les Ifraelites.

Pour l'obeyffance deüe à la
loy qu'on nomme Iudiciale, il faut
fçauoir que cette loy iudiciale eft
dite eftre du droit commun ou du
droit particulier.

La loy iudiciale du droit parti-

culier, est qui appartient à vn peuple particulier, à sçauoir au peuple
d'Israel selon les circonstances du
temps, du lieu, des personnes &
actions, ainsi par vne loy iudiciale
il fut ordonné en Israël que le frere espouseroit la veusue de son
frere defunct, si le frere estoit mort
sans lignée, cette loy ne regarde pas
les autres peuples, d'autant que
Dieu l'institua pour vne fin particuliere en Israël, à sçauoir afin que
les Tribus fussent conseruez en leur
entier.

La loy iudiciale dite de droict
commun, est celle qui appartient à
tous peuples & à toutes Natiōs en
general, & nō seulemēt à vn peuple
en particulier. Exemple, la loy qui
ordonne de punir le meurtre & l'a-
dultere par la mort du delinquant,
est du droict commun ainsi que
nous le voyons practiqué par les
peuples les plus sages, comme
Grecs, Romains, Egyptiens, &c.
quoy qu'à present on en vse autrement en beaucoup de lieux. Cette
loy du droict commun à pour fin

la confirmation & explication de
la loy morale commune à tous.

Plus, les ordonnances de la loy
iudiciale du droict commun sont
couchees par escrit en la saincte
Escriture parmy les ordonnances
du droict particulier aux Israëlites.
Mais si tu veux sçauoir quelle ordonnance est du droict particulier,
& qu'elle du droict commun, il ne
faudra que regarder la fin iudiciale
de l'ordonnance si elle est commune à tous peuples, ou bien si elle
est particuliere à vne seule nation,
& si elle sert à confirmer & expli-
quer la loy morale commune à tous
peuples, Tu laverras practiquée par
les peuples conduits & esclairez par
la loy de nature, sans auoir les escrits par Moyse & autres Prophetes
ou escriuains saincts.

Maintenant ie dis que la loy
iudiciale du droict particulier oblige seulement le peuple à qui elle est
donnee: & cela selon les circonstances du temps & lieu, de personnes & actions, auec changemēt
comme les circonstances changent,

C iij

ainſi la loy iudiciale obligeoit autrement Iſraël, en ſon pays & en temps de repos, que hors de ſon pays & en temps de trouble.

Apres la loy iudiciale du droiĉt commun quoy qu'elle oblige particulierement les Conſciences des Iſraëlites, à qui elle fut eſcrite principalemeut, neantmoins elle ne laiſſe pas en ſubſtance d'obliger les conſciences des autres peuples, comme toute la loy morale à la cõfirmation & explication, De laquelle cette loy iudiciale du droit commun ſert, car par icelle l'obeyſſance aux preceptes de la morale eſt eſtablie au bien du public & des particuliers, ainſi cette loy du droit commun fut eſcrite à Iſraël comme repreſentant tout le genre hnmain, & non comme à vn peuple particulier.

Quant à la loy ceremoniale en general, ie dis qu'elle oblige les conſciences de tous, excepté quelques ordonnances particulieres, qui regardoient l'eſtat Eccleſiaſtique d'Iſraël ſeul : quoy qu'elle fut

escrite à Israël seul, toutesfois puis
qu'elle regarde le seruice diuin externe à quoy tous les peuples sont
obligez, mais parce que dés le commencement du monde, & sur tout
depuis Moyse, on auoit plusieurs
ceremonies prefiguratiues du Christ
à venir : Ie dis que toutes ces ceremonies la, ayāt eu leur accomplisse-
ment en la venue du Christ, non
seulement en ce temps, n'obligent
pas les consciences, ains en conscience nous sommes obligez à les
delaisser, Car à quel propos em-
brasser l'ombre puis que nous auons
le corps qui estoit adombrè : & par
quelle raison deuons nous nous af-
sujettir de nouueau à vn ioug de
ceremonies que le peuple d'Israel,
mesmes deuant la venue du Christ
ne pouuoient supporter qu'à peine :
ainsi qu'enseigne l'Apostre. Tou-
tes-fois le mesme Apostre qui enseigne les ceremonies auoir eu leur
fin en Christ, & par consequent
n'estre pas à garder, en l'infance
du Christianisme : c'est à dire depuis Christ iusques à enuiron le

C iiij

temps auquel l'eftat Iudaic fut ruiné, pour gagner les foibles obferuoit les ceremonies, mefme qui deuoient ceffer n'eftant plus vtiles, comme chofes indifferentes : ainfi faifoit non feulement fainct Paul, mais auffi les autres Apoftres. Or pour les ceremonies qui ne contrarient pas à la fimplicité de l'Euangile, & ne repugnent pas à la liberté que Chrift nous a acquis, elles peuuent & doiuent en tout temps eftre gardees dans l'Eglife d'autant qu'elles feruent à la deuotion, & tiennent le peuple en deu refpect au temps & lieu du feruice Diuin, & il ne faut pas moins reuerer les ceremonies de l'Eglife, que nous lifons les femblables eftre practiquees par les Nations & Iuifs deuant & apres le temps de noftre Seigneur, Car les chofes ne deuiennent pas mauuaifes quant & quant, qu'elles tombent en mauuaifes mains, mais nous ayans arraché les ceremonies d'entre les mains de ceux qui en abufoient, les appliquons à leur droit vfage, De

cette doctrine il appert combien
mal font ceux qui oublians le vray
vsage, fin & moderation des ceremonies, introduisent vn nombre
infiny de ceremonies inutiles, afin
de ne dire point ridicules, qui ne
font qu'amuser les plus simples, &
ainsi les empescher du syncere &
spirituel seruice de Dieu, ou faire
rire les plus clair-voyans, & ainsi
les faire negliger le serieux & vray
seruice du Seigneur.

Pareillement cette doctrine
nous enseigne de fuir la folie de
ceux qui par vn erreur tout contraire à la pratique de ces derniers,
reiettent tout à fait toute sorte de
ceremonies du seruice diuin, en quoi
faisans ils diminuent, afin que ie ne
die point ils ostent le respect requis & la deuotion necessaire au
seruice diuin, lequel combien qu'il
soit veritablement spirituel, neantmoins il est tout à fait requis à cap-
tiuer les hommes à vn respect
deu & au tesmoignage d'vne deuotion non feinte au lieu & temps
qu'on officie le seruice diuin : ainsi

nous voyons estre practiqué en
toutes-les sainctes assemblees, depuis le commencement du monde
iusques au iour present, sinon parmy quelques gens qui d'vn esprit
particulier reiettent tout ordre &
bien-seance que l'Apostre nous recommande tant au lieu & temps
du seruice diuin, que si ces gens
veulent riotter ou disputer, nous
respondons auec toute douceur, ny
nous ny l'Eglise de Dieu auons telle coustume.   Or à ceste heure
pour conclure ce que nous vouliõs
dire de l'obeyssance deue à la loy
diuine : Ie dis que selon les trois degrez de la loy que nous auons proposé, il y a trois degrez d'obeyssance : ainsi nous affermons qu'au premier degré de la loy est deue vne
obeyssance tres-estroite sans aucun
delay & terginersation quelconque.   Au second degré de la loy
est deüe vn obeyssance estroitte,
mais non pas si exacte qu'au premier degré, d'autant que le second
degré est moins firme & moins in-
uiolable que le premier.   Au troi-

siesme degré l'obeyssance est deüe
auec moins encores de rigueur, &
souffre plus de relasche selon la
nature de la loy mesme, toutesfois
celuy qui la neglige ou la mesprise
est coulpable de pechè tres-grand,
d'autant qu'il transgresse la loy
du grand Legislateur, & ainsi se
rend coulpable de la transgression
de toute la loy, car qui peche en
vn poinct est coulpable de toute
la loy.

Chap. VI.

De l'obeyssance deuë à l'Euan-
gile en diuers degrez selon les
degrez de lumiere que les
hommes ont.

L'Autre partie de la parole de
Dieu se nomme Euangile, qui
contient les bonnes nouuelles,
ainsi que porte son nom) de la Iustice que Dieu offre aux hommes
en Iesus-Christ : En suite la vie e-
ternelle, pour paruenir à laquelle il

faut apprehender ceste Iustice en
Christ par vne viue foy œuurante
en charité: Ainsi nous sommes tenus non seulement à croire simplement la Iustice offerte en Christ,
mais aussi à faire de bonnes œuures
sans lesquelles la creance ou la foy
est morte.   Mais afin de mieux
entendre l'obeyssance deuë à l'E-
uangile, il faut sçauoir quelles personnes, & iusqu'où elles sont tenuës
à le croire.

Quant aux personnes qui sont
tenuës à croire à l'Euangile, ce sont
tous les hommes sans en excepter
vn seul, qui ont esté, qui sont, &
qui serót en tous temps & en tous
lieux. Car comme Adam repre-
sentant tout le genre humain auant
son peché, estoit tenu à dependre
entierement de luy seul par vne viue foy faisant ses commandements, ainsi qu'en dependent
les bons Anges. Cette foy s'appelle foy de dependance : Et en
vertu de l'obeïssance aux comman-
mens de Dieu, & de la dependance entiere de luy Adam auec ses

descendants deuoit iouyr d'vne
grãde felicité icy en terre, & d'vne
plus grande encores au Ciel : A-
dam par son peché ayant gauchy
de cette dependance entiere, &
desobey aux commandements de
Dieu perdit sa felicité sur la terre
comme aussi celle du Ciel, pour
luy & pour les siens qui ont peché
en luy comme nous enseigne l'A-
postre.

De plus , l'homme par droiɩ
de nature estoit obligé à dependre
de Dieu, comme nous disions à cette heure, non seulement deuant le
peché, mais aussi apres il est tenu
à dependre de Dieu absolument,
quoy qu'il soit decheu de son integrité originaire , puis qu'apres le
peché il ne laisse pas d'estre l'ou-
urage de Dieu, ayant son estre de
luy, & estant conserué en son estre
par luy , quelque miserable qu'il
l'ait rendu par son peché , Ie dis
que tout le soulagement que l'hõme en sa misere se peut promettre
à son mal , il le doit attendre de
Dieu seul & de nul autre, car com-

me c'eſt Dieu ſeul qui donne l'eſtre
& le conſerue, ainſi luy ſeul, quand
cét eſtre eſt decheu le releue & le
remet, d'où Iob eſtant au plus bas
de ſa miſere, reclame Dieu & declare qu'il met ſon eſpoir en luy
ſeul. Item, comme l'homme en
ſon eſtat de miſere eſtant touſiours
creature intelligente, ſçait tresbien
ſelon ce qu'eſcrit ſainct Iean, que
Dieu a fait tout ce qu'il a voulu faire par ſon Verbe ou ſa Parole, &
ſans ce Verbe rien a eſté fait de ce
qui a eſté fait : de meſme l'homme
doit ſçauoir que Dieu par ce Verbe
reſtaure tout eſtre decheu qu'il
veut reſtaurer , car par qui Dieu
donne l'eſtre au commencement,
& en continüe la conſeruatiõ, apres
par luy il reſtaure l'eſtre decheu.
Item, l'homme decheu ſcauoit tres-
bien qu'il auoit attiré ſa miſere
ſur luy-meſme pour n'auoir pas
dependu entierement de Dieu, &
obey à ſes commandemens, car ſelon la menace que Dieu luy auoit
fait s'il delinquoit : Dieu indigné
contre luy, fit venir ſur luy les eſ-

fects de sa iuste cholere : pourquoy
l'homme ayant attiré par son of-
fence l'ire de Dieu sur luy , scauoit
tres-bien qu'il ne pouuoit se promettre aucun soulagement à son
mal de Dieu, que de la seule bonne
volonté gratuite d'iceluy, comme
il l'auoit creé de son bon plaisir, &
cela nõ sans oster l'ottence, qui ne se
pouuoit , si celuy , à scauoir l'homme qui auoi. offensé ne satisfit , &
si Dieu le vouloit releuer de sa
cheute : Il scauoit bien qu'il falloit
que ce fust par le moyen de ce Verbe , par lequel Dieu l'auoit creé &
conseruè iusqu'icy : par ainsi l'hõme decheu pouuoit arguer en soy,
si Dieu le receuant à mercy le reti-
roit de sa misere & le rendoit heureux , il falloit qu'il le fist par le
moyen de son Verbe , & il falloit
que l'homme luy mesme donnast
satisfaction à la Iustice de Dieu
pour son offense, pourquoy il estoit
tout à fait necessaire que Dieu trou-
uast quelque voye pour vnir ce
Verbe & l'homme ensemble, afin
de parfaire ceste grand' œuure de

la reftauration de l'homme & fa
reconciliation auec Dieu. Or
quand au moyen de faire cefte v-
nion de chofes fi differentes, l'homme ne le pouuant imaginer le laif-
foit à la Sageffe infinie de Dieu:
Iufques icy apres le peché Adam
pouuoit raifonner, & fans doute
raifonnoit, mais pour tout ce rai-
fonnement veritable ne fçachant
pas la bonne volonté de Dieu enuers luy pour fon reftabliffement,
il ne pouuoit pas efperer eftre re-
ftauré par Dieu fauorable, pourquoy il fe cache de luy comme de
fon ennemy, n'ayant pas encore
vn exemple de reftauration, car les
Anges deuant luy eftoient decheus
fans eftre releuez, ny encore la
promeffe de reftauration que Dieu
pourtant ne tarda pas long temps
luy faire apres fa cheute, car Adam
par fon peché, decheu de fa double
felicité, ne fuft pas laiffé croupir
en fa mifere auec les mauuais Anges enfuite de la perfuafion, defquels Adam auoit gauchi de l'entiere dependance de Dieu, & defobey

aux

aux commandemens d'iceluy. Ains
estant appellé au throsne de grace,
& apres la remonstrance de sa misere & reprimande de sa faute, fut
releué par la main de Dieu, & con-
solé par l'offre de la misericorde
auec la Iustice de Dieu en Iesus-
Christ , & ainsi luy fust annoncé
l'Euangile, que sa semence briseroit
la teste du serpent qui auoit trauaillé à sa ruine.

Maintenant ie dis que cét
Euangile est annoncé à Adam côme au pere commun de tous hommes : Pourquoy en luy , il est annoncé à tous , & par consequent
tous sont tenus à le croire , & de
fait tous les descendans d'Adam
iusques au deluge furent instruicts
en cét Euangile de la Iustice de
Dieu en Christ, tesmoin leur seruice diuin , tesmoins leurs sacrifices
propitiatoires , figures & ombre du
vray & vnique sacrifice , à scauoir
Iesus-Christ, qui deuant la creation
du môde fut offert pour nos pechez
en dessein. Mais en effet en son têps
prefix, & cela vne fois sur l'arbre

D

de la Croix. Remarquez, encores
que ie die que tous les descendans
d'Adam iusques au deluge, fussent
instruicts en cét Euangile, toutesfois ie n'entends pas qu'ils fussent
esgalement instruicts, car les vns
furent plus particulierement ensei-
gnez en cette doctrine: pour exemple les familles de Seth, & d'E-
noch, &c. Ceux de ces familles
pour cèt effect estoient nommez
enfans de Dieu, lesquels selon la
plus grande lumiere qu'ils auoient
de cette doctrine par vne dispensation particuliere viuoient plus en
gens de bien.   Ceux des autres
familles nommez fils des hommes,
ne se souacians pas de retenir fidel-
lement cette doctrine annoncée à
leur pere, & s'aduancer en la
cognoissance d'icelle, furent delaissez par maniere de dire, à cause de leur dureté, & ainsi s'aban-
donnans aux pensees extrauagan-
tes de leur iugement corrompu,
viuoient tres-mal. Le nombre de
gens de bien estoit tres-petit au
temps du deluge, comme nous ap-

prenons par l'histoire de ce temps
là escrite par Moyse, Depuis le
Deluge iusques à Christ, tous les
descendans de Noé second pere
commun du genre humain furent
instruicts en la doctrine de l'Euangile, mais les vns plus , les autres
moins. Entre les descendans de
Noé Abraham qui estoit l'onzies-
me de Noé auec ses enfans, & en-
tr'eux les descendans d'Israël petit
fils d'Abraham & entre ceux-cy les
enfans de Iuda fils d'Israel furent
gratifiez d'vne grace speciale par
dessus les autres hommes de lors.
Car à eux furent donnez la loy &
l'Euangile par escrit, qui du temps
passé n'auoient esté proposez que
de viue voix, & cela auec beaucoup
de miracles , pour confirmer leur
authorité, d'où il est dit qu'à eux
ont esté commis les oracles , aussi
Dieu leur promit que le Christ nai-
stroit chez eux, ce qui fut faict en
son temps prefix : pour ces raisons
ils ont esté nommez enfans de la
promesse , & les autres hommes
estrangers & sans Christ, c'est à di-

re, quant à la promesse particuliere
faite à ces gens cy , & quant à cette grande lumiere qui luisoit au milieu de ces gens, les peuples, toutesfois quoy que par leur propre
faute , negligence & mespris des
enseignements de Dieu , fussent
delaissez en quelque façon, & ainsi
ayēt suiuy leurs propres & mauuaises voyes, ne laissoient pas d'auoir
quelque estincelle de cette lumiere de l'Euangile, qui luisoit si clair
parmy ses enfans d'Abraham , laquelle estincelle ils auoient en
partie par tradition de pere en fils
que quelques-vns augmentoient
par le commerce auec les descendans d'Abraham (auant la venuë
de Christ) qui estoient dispersez en
plusieurs endroits de la terre : ainsi
la promesse de l'Euangile fut plus
clairement annoncée en plusieurs
coins du mõde, quoy que trop sou-
tēt les enfans d'Abraham ainsi dispersez parmy les peuples se soient
laissez infecter par la corruption
des peuples selon l'ordinaire de
l'homme pecheur. Ceux qui estoiēt

plus prés de la demeure principale
des fils d'Abraham souloient aller
en Ierusalem pour y adorer. Cecy
tesmoigne assez qu'ils n'estoient pas
tout à faict estrangers à l'Euangile.
De plus, au temps de Dauid plusieurs milliers de peuples furent receus à la participation des promesses de Dieu en Iesus-Christ, lesquels
on se contenta de baptiser dedans
l'eau en remission de leur pechez &
en signe de leur participation aux
promesses faites à Abraham, & de
leur reception au nombre des enfans de Dieu, sans les abstraindre à
la circoncision.   Ainsi en passant
tu vois que deuant sainct Iean Bap-
tiste le Baptesme auoit esté practiqué par les enfans de Dieu en signe
du lauement spirituel & d'entrée
dans l'Eglise.   Les sacrifices propitiatoires, comme ie viens de dire,
de peuples, ombres du Christ à venir, afin de ne rien dire de leur pre-
dictions, tesmoignent assez qu'ils
n'estoient pas destituez tout à fait
de la cognoissance de l'Euangile &
de la foy en iceluy, quoy que veri-

tablement ils peuuent estre dicts a-
uoir esté en tenebres, eu esgard à
ceste grande lumiere d'Israel. Mais
quand ceste semence d'Abraham
fut venuë, dans laquelle toutes
les nations deuoient estre benites,
c'est à dire, Christ, cette lumiere de
l'Euangile qui auoit esté cy-deuant
quasi enfermée entre les enfans
d'Abraham, fut espanduë parmy
tous les peuples & nations: D'où
Christ est dict lumiere des Gentils,
Pour cét effect les Apostres furent
enuoyez à publier l'Euangile par
tout le monde; Et de faict par eux
ou par leur Disciples és siecles immediatement suiuans l'Euangile fut
presché clairemēt en tous les coins
du mõde habitable pour lors. Quoy
que les enfans de la promesse pour
la pluspart nonsmément les Iuifs
iusques à present ayent malicieusement rejetté l'Euangile, & les Ma-
humetains aussi meschamment y
ayant renoncé & de nom & de fait.
De lus, quelques-vns retenans le
nom de Croyants à l'Euangile auec
guere moins de malice que les au-

tres le detiennent caché aux hommes qui ont tout interest à l'entendre puis qu'il contient la volonté
de Dieu leur pere enuers eux ses enfans; Et corrompent la pureté de
l'Euangile par les inuentions for-
gées dans leurs ceruueaux creux, à la
suggestion du grand aduersaire du
genre humain.

Quant aux peuples de ceste partie de la terre qu'on nomme nouueau monde qui sembloient estre
tout à fait ignorans de l'Euangile,
& par consequent non obligez à le
croire. Ie dis que s'ils ne sont pas
descendus de ceux à qui l'Euangile
fut annoncé aux premiers siecles
apres Christ, comme ie les croy en
estre venus neantmoins, d'autant
qu'ils sont venus d'Adam & de Noé
comme aux peres communs de tous
hômes, ausquels & à plusieurs descendans l'Euangile fut annoncé,
par consequent tous sont obligez à
le croire : De plus, cette partie de
ia terre qu'on nomme communément le nouueau monde n'estoit
pas incogneüe aux siecles plus prés

du temps des Apostres tesmoin Pli-
ne, ny incogneüe aux siecles deuant
ceste derniere descouuerte notable,
comme nous apprenõs par l'histoire du pays de Galles. Car nous y lisons qu'vn nommé Madoc fils d'vn
Prince de Galles voyagea plus d'vne
fois auec vne flotte aux Indes Occi-
dentales l'an du Christ 1170. c'est à
dire, plus de trois cens ans deuant
Columbus, & y laissa vne peupla-
de, d'où les Espagnols à leur arri-
uée y trouuerent des gens qui pra-
ctiquoient des ceremonies religieu-
ses qui sont en vsage parmy les
Chrestiens de deçà, puisque donc
tout homme, c'est à dire, le monde
est obligé à croire l'Euangile, à bon
droict est il escrit que le sainct Esprit redarguera le monde du peché,
de ce qu'il n'a pas creu en Christ.

Mõsieur David Porvel raconte ceste histoire qui a escrit l'histoire de Galles.

Demãde Mais on pourra demander comment est-ce que les peuples alias
nations & Gentils pourront estre
obligez à croire ou adiouster foy à
l'Euangile, puis qu'en l'Escriture
mesme ils sont dits estre ignorans
& estrangers quant à l'alliance, &

aussi

auſſi viure en tenebres, la foy eſtãt
vn acte de l'intellect , car elle eſt
definie eſtre vne ferme comprehen-
ſiõ de quelque choſe par l'entendement. A cette demande ie reſponds, Reſp.
Il eſt tres-vray ce que l'Eſcriture
dit, qui ne peut mentir, d'autant que
c'eſt l'oracle de la verité meſme, &
les peuples ſont dits eſtre ignorans:
Premierement eu eſgard à ceſte cognoiſſance que le premier homme
auoit non ſeulement auant le peché,
mais auſſi en l'eſtat de grace apres le
peché. Et apres eu eſgard à Noé à
qui Dieu d'vne grace ſinguliere,
comme au ſecond pere commun de
tout le genre humain , donna vne
plus grande lumiere : De plus, ils
ſont vrayement eſtrangers quant à
l'alliance, au reſpect de ceux a qui
Dieu a voulu reïterer plus clairement la promeſſe de ſa miſericorde auec ſa Iuſtice en Chriſt , &
deſquels Dieu par vne diſpenſation
particuliere a voulu que le Meſſie
naſquiſt, En troiſieſme lieu ils
ſont dits vrayement viure en tenebres, eu eſgard à ceux qui deuant

E

le deluge eſtoient dits enfans de
Dieu, & apres le deluge iuſques à
la venuë de Chriſt en chair, ſe nomment enfans de la promeſſe, & eu
eſgard à ceux à qui depuis Chriſt
venu, l'Euangile a reluit. De meſme comme les plus clair-voyants,
voire de ceux qui ſe nommoient enfans de Dieu deuant le Deluge, ſe
peuuent dire ignorans & eſtrangers
quant à l'alliance, & viure en tenebres eu eſgard à ceux qui apres le
Deluge ſont dits enfans de la promeſſe & les vns & les autres, à ſçauoir tant les enfans de Dieu deuant
le Deluge, que les enfans de la promeſſe apres, iuſques à Chriſt ſont
dits eſtre ignorans & viure en tenebres, eu eſgard à ceux qui ont
veu Chriſt en chair, & aux vrays
croyants qui ſont venus depuis,
d'où il eſt dit qu'Abraham a bien
deſiré voir le iour que vous voyez.
Ainſi parmy les Chreſtiens ceux à
qui la parole eſt vne lettre cloſe
& cachée, ſont dit viure en tenebres & eſtre ignorans eu eſgard à
ceux parmy leſquels l'Euangile de

Dieu est clairement annoncé, Icy
il faut sçauoir que ceux a qui Dieu
a fait la grace d'estre participants
de la lumiere de l'Euangile en vne
maniere particuliere comme deuant
le Deluge les enfans de Dieu, apres
le Deluge les enfans de la promesse,
apres la venue de Christ tous Chrestiens, & notamment ceux parmy
lesquels l'Euangile reluit clairement, sont communément nommez les appellez, parce que Dieu
les a appellez particulierement à
cette cognoissance par vne grace
speciale. Les autres se nomment
les non appellez, parce que Dieu
ne les a point appellez par ceste
vocation speciale: Maintenant pour
faire court, ie dis a cause des rai-
raisons cy - dessus mises en auant,
que tous hommes sont tenus à croire l'Euangile.

F ij

CHAP. VII.

Iusques où, & à quel degré il est requis qu'on croye à l'Euangile.

A Ceste heure il suit à monstrer iusques où l'Euangile oblige les consciences de ceux qui sont tenus à le croire. En premier lieu donc ie dis que tous hommes sont tenus en conscience non seulement à le croire en general comme vne chose vraye, quoy que cela soit beaucoup, neantmoins ce n'est pas assez; mais chacun en son particulier est obligé d'apprehender par vne viue & vraye foy la misericorde de Dieu auec la Iustice d'iceluy en Iesus-Christ offerte au gere humain par l'Euangile, & en consequence d'icelle la vie eternelle, par ainsi chacun est tenu à s'appliquer les promesses de l'Euangile faictes aux humains par vne vraye foy, & non seulement se contenter d'y

consentir en general, & pour cét
effect nous n'auons pas besoin d'v-
ne reuelation extraordinaire, ny cecy doit estre attribué à arrogance
plus que de participer aux Ss. Sa-
cremēs du Baptesme & de l'Eucha-
ristie qui sont vn Euangile visible,
ou pour le moins les seaux d'iceluy,
& aussi sans vne reuelation particuliere & sans estre estimé arrogant,
chacun doit croire pour soy s'il veut
auoir part a la Iustice offerte à tous
en Christ : d'où il est escrit Act. 13.
39. qui croit en luy , c'est à dire,
Christ, sera iustifié, & par consequent aura la vie eternelle : d'où
aussi chacun par soy recitant les
articles de la foy, dit, Ie crois. Or
quoy que ie die que chacun soit o-
bligè a apprehender la Iustice de
Dieu offerte à tous en Christ par
vne viue & vraye foy : Ie n'entends
pas en aucune maniere que la foy
à laquelle chacun est obligé, soit esgalement distincte & claire en chacun de nous, d'autant que les hom.
mes n'ont pas l'intellect esgalement esclairé de la cognoissance de

l'Euangile, & selon le degré de la cognoissance dans l'entendement, est la mesure de la foy qui est vn acte de l'intellect : donc ie dis quoy que ceux-là lesquels cy-dessus nous nõmiõs les non appellez, soiét tenus à croire l'Euangile, toutesfois ils ne sont point obligés à vne foy si distincte que ceux qui se nomment les appellez : Et d'entre ceux-cy mesmes que nous disons les appellez, ceux deuant le Deluge n'estoient pas obligez à vne foy si distincte que ceux-là apres le deluge iusqu'à la venuë de Christ : ny ceux deuant la venuë de Christ estoient-ils obligez à vne foy si distincte que ceux-là depuis la venuë de Christ ou les Chrestiens, ny mesme entre les Chrestiens : Ceux parmy lesquels l'Euangile n'est pas si cogneu, sont ils obligez à vne foy si distincte que ceux parmy lesquels cette lumiere reluit clairement. Enfin entre les derniers les Idiots & les plus grossiers sont moins tenus à cette foy distincte, que ceux à qui Dieu a donné plus de cognoissance des

myſteres de l'Euangile. Or pour
definir quel degré ou quelle meſu-
re de foy il faut auoir : Il eſt malai-
ſé & ie ne l'entreprends pas, ſeulement ie dis que la foy quelque petite qu'elle ſoit, pourueu qu'elle ſoit
vraye & viue, elle eſt ſuffiſante à
ſalut : Et ie dis qu'à ceux à qui Dieu
a donné peu, leur demandera auſſi
peu, & à qui Dieu a dõné plus, il leur
demandera plus, de chacun ſelon
ſon talent exigera le Seigneur, vn
compte. Maintenant ie dis ſi les
non appellez n'ont pas par voye
ordinaire tant de cognoiſſance de
l'Euangile que leur pourroit ſuffir
pour apprehender les promeſſes de
l'Euangile par vne viue foy, neantmoins ils ne laiſſent pas d'y eſtre
obligez en vertu de la promeſſe
qui en fut offerte par diuerſes fois
& diuerſes manieres à leurs premiers peres, laquelle eux ſuiuant
leurs peres en leur peché ont neglige, & ainſi eſtans delaiſſez par
vn iuſte iugement, a eux meſmes,
ſe ſont abandonnez à tout mal,
pourquoy encores qu'ils ſoient o-
E iiij

bligez à croire l'Euangile ils ne
le peuuent pas faire, parce qu'ils
ne cognoiſſent pas, Ils ne cognoiſſent pas, parce qu'ils n'oyẽt pas, Et
ils n'oyent pas parce que perſonne
ne leur annonce, quel deffaut vient
d'eux meſmes, d'autant qu'ils ont
abuſé des premieres graces qu'ils
ont eu, leſquelles Dieu ne continuë pas ny augmente en ſa Iuſtice:
Et ce qu'il a fait à nous autres n'eſt
pas que nous valions mieux qu'eux
ſinon par grace, car par grace nous
ſommes ce que nous ſommes; Mais
parce que tel eſt le bon plaiſir de
Dieu, la volonté duquel eſt la reigle de toute bonté, les choſes eſtans
bónes entant que Dieu les veut, cõme les non appellez, quoy qu'ils
ſoient ignorans de la loy de Dieu,
ils ſont tenus à luy obeyr, ainſi ſont
ils autant tenus à l'obeyſſance de
l'Euangile par la foy, qu'à la loy par
les œuures.

Si l'hõ-
me ne
fait pas
ce àquoy
il eſt o- A ce que nous auons dit cy-deſſus, i'adjouſte que quoy que ſelon
la verité nous affirmions que tous
les hommes ſoient tenus en conſ-

cience à croire à l'Euangile & s'appliquer les promeſſes d'iceluy par
vne viue foy à cauſe de l'offre claire
& manifeſte qui leur en a eſté faite
par diuerſes fois, dans les pérſonnes
de leurs premiers peres, encores
qu'eux en ayent ouy peu ou point;
Toutesfois nous ne voulons pas
dire qu'ils puiſſent s'acquitter de
cette obligation, c'eſt à dire, croire
à l'Euangile, & s'approprier ces
promeſſes, & par conſequent obtenir le ſalut de leurs ames par vne
viue foy, moins voulons nous que
les non appellez ou eſtrangers quãt
à l'alliance peuuent obtenir ſalut
ſans croire en Chriſt, qui eſt la ſeule porte par laquelle on entre dans
le Ciel, comme le Seigneur luy-
meſme nous enſeigne ; mais laiſſans
les ſeruiteurs d'autruy à leur maiſtre
& ſeigneur, car c'eſt à luy qu'ils tõ-
bent ou ſe tiennent debout, & en
humilité & crainte filiale, auec
actions de graces, Faiſons noſtre
profit des grands biens que Dieu
nous a faicts nous rendans partici-
pans d'vne vraye & claire cognoiſ-

sance de ces hauts mysteres : Il ne
faut pas trouuer estrange de ce que
Dieu non seulement ne donne
pas aux vns, voire de ce qu'il leur
oste, ce qu'ils sembloient auoir non
seulement en commun auec les autres en leurs premiers peres ; mais
en particulier en leurs propres personnes, & donne si abondamment
de ses graces aux autres, puis qu'il
est Seigneur absolu du sien : & en
fait ce qu'il veut sans s'assujettir
aux choses en aucune façon que ce
soit, n'ayant aucune raison pour s'y
obliger que son bon plaisir, c'est à
dire sa bonne volonté : Et ainsi il a
voulu laisser les vns des Anges tom-
ber sans les releuer , & conseruer
les autres firmes en leur integrité.
De mesme selon son bon plaisir, il
permit l'homme qui n'estoit encores qu'vn masle & vne femelle tom-
ber pour apres le releuer de sa cheute ; mais le genre humain estant
multiplié , il a voulu laisser les vns
croupir dans le peché , & en releuer
les autres par grace speciale, comme il delaissa Cain & choisit A-

bel , ainſi fit-il d'Eſaü & de ſon frere.

Comme ceux qui ont peché ſans la loy iterée & inculquée, voire eſcrite ainſi qu'elle a eſté par Moyſe & les Prophetes , periſſent ſans la loy en ceſte façon iterée, &c. De meſme ceux qui pechent ſans l'Euangile frequemment annoncé, & clairement preſché comme il a eſté dés le commencement du monde par pluſieurs Prophetes, apres par Chriſt luy-meſme & ſes Apoſtres & Diſciples , & eſt encores auiourd'huy graces à Dieu, par ceux qui ſont ordonnez à cét office, periſſent ſans l'Euangile, l'ignorance des vns & des autres, c'eſt à dire, tant d'eux qui periſſent ſans la loy , que de ceux qui periſſent ſans l'Euangile ne les excuſera pas, parce qu'elle n'eſt pas ſimplement negatiue : car ils ont aſſez de cognoiſſance de cõuaincre leurs conſciences de la deſobeyſſance & incredulité, mais elle eſt affectée & ſupine , d'autant que par vne mauuaiſe diſpoſition non ſeulement ils ont negligez de s'a-

donner à la cognoissance de Dieu,
& sa volonté pour leur bien , ains
malicieusement ont tasché à leur
possible d'esteindre tout à faict cette estincelle de lumiere & cognoissance qui restoit en eux de Dieu &
de sa volonté ; En suitte dequoy
Dieu les abandonne à leurs propres concupiscences, A cette heure
quoy qu'en general, ceux qui sont
hors l'alliance ou estrangers à icelle reiterée & manifestement declarée perissent en leur ignorance affectée suiuie par desobeyssance &
incredulité : Neantmoins ie ne doute point que Dieu n'ait retiré de
cette perdition generale, plusieurs
à qui d'vne grace particuliere il a
donné de faire tellement valoir leur
petit talent, qu'ils ont par vn in-
stinct diuin trauaillé non seulement
à reigler en quelque façon la teneur
de leur propre vie à la loy de nature, mais aussi ont declaré aux autres ce qu'il faloit faire, à ceux là
dis-ie, ie suis obligé en toute charité de croire que Dieu aura faict
aussi la grace d'apprehender sa mi-

fericorde auec fa Iuftice par le
moyen d'vn Mediateur entre Dieu
& les hommes, ferieufement quoy
qu'indiftinctement & confufément
Dieu par vne voye extraordinaire
incogneuë aux autres hommes fup-
pleant aux deffauts du cours ordinaire, & de l'autre cofté nul niera
que plufieurs nonobftant les grands
priuileges & aduantages qu'ils ont
pour eftre compris dans l'alliance
manifeftée, & pour viure au milieu
de la lumiere de la loy & de l'E-
uangile ne periffent par leur negligence, mefpris & contempt de
la bonté de Dieu enuers eux. Icy *Object.*
on peut dire que les meilleurs hômes entre les peuples hors l'alliance, ont mené vie plaine de vices &
pechez enormes, voire frequents;
A quoy ie dis qu'il eft vray les plus *Refp,*
gens de bien parmy les nations ont
eu leur vie tachée de plufieurs &
grands pechez ; Mais pour parler
fincerement de la bonté & mauuaiftié de la vie, il faut regarder à
la teneur & cours ordinaire d'icelle, & non pas aux efcapades & fail-

lies d'icelles : car il se trouuera que
plusieurs ont fait des estranges escapades en commettant des crimes
& vices enormes, de qui pourtant
la vie estoit meilleure en sa teneur,
que la vie de ceux qui ont fait moins
d'escapades.   Pour exemple entre
les enfans de la promesse mesme
vous auez vn Dauid, de qui la vie
est souillée de crimes, du meurtre
& d'adultere, sans parler des bou-
tades de sa colere, de dissimulation:
ou, en vn Saul, de qui la vie est exé-
ple de ses crimes & escapades comme nous enseigne l'histoire naïfue
& veritable de leur vies escrites par
les Prophetes : Toutesfois nul ne
dira que la vie de Saul a esté esgale
à celle de Dauid en probité, puis
que l'esprit de Dieu dit que Dauid
fut selon son cœur, & que l'histoire
nous enseigne que Saul fut reietté
pour sa mauuaistié.

Maintenant si on me demande
quels ont esté ces particuliers entre
les nations estrangeres a l'alliance
qui n'ont point   Ie responds
que ie n'en   de fuir

ceſtuy-cy a pery, ou ceſtuy-là n'a
point pery : car ce n'eſt pas à moy
pauure ſeruiteur d'entreprendre ſur
la charge de mon Seigneur, queſt
de iuger ſes ſeruiteurs luy meſme;
ains ie me contente de dire qu'il y
a quelques vns entre ceux-là qui
ont eſté eſtrangers quant à la promeſſe ſolemnellement iterée à qui
Dieu faiƈt miſericorde pour les
exempter de la perdition generale
des eſtrangers ignorans. Et cecy
ſe doit entendre des hommes venus à l'aage de diſcretion & matu-
rité. Quant aux enfans qui meu-
rent tous ieunes, Ie dis que nous
deuons auoir vne charitable opinion des enfans, des parens bien
viuans; Et pour les enfans des autres
il faut ſuſpendre ſon iugement, & les
laiſſer au Iugemét du Seigneur ſou-
uerain. Maintenant s'il y a quelqu'vn qui ait vn ſentiment ou opinion touchant cet affaire autre que
celuy que ie viens d'expoſer : Ie ne
veux pas eſtre contentieux, mais
ie m'aſſeure s'il ſe donne le loiſir
ſans preiuge d'examiner mon dire

il le trouuera non seulement conforme à la charité Chrestienne, mais
aussi selon la verité mesme.

Auant de clore tout à fair nostre
propos touchant l'obligation que
nous deuõs à la volonté de Dieu, declarée en sa parole, qui contient la
loy & l'Euangile. Il faut sçauoir que
ceux qui viuoient deuant la venüe
de Christ sont dits estre soubs la
loy; & ceux de depuis sa venüe sous
l'Euangile : ce qu'il faut entendre
en certains esgards , les premiers
sont dits estre sous la loy , parce
qu'ils auoient les Commandemens
de la loy proposée en rigueur auec
tant de menaces contre les delin-
quans : voire ils estoient sous le
ioug de beaucoup de ceremonies &
statuts, qui les pressoient si fort,
qu'ils n'en pouuoient supporter le
faix : ainsi il est dit aux Phariséens
du temps du Seigneur qui vouloient
appesantir le ioug de la loy ceremoniale sur le peuple, ce que ny eux
ny leurs peres n'estoient bastans à
supporter : apres ils sont dits estre
sous la pedagogie de la loy , parce
que

que veüe la grande foibleſſe &
imbecilité de l'homme à ſatisfaire
à la rigueur de la loy, c'eſt à dire,
à ſe conformer parfaictement à la
volonté du grãd Legiſlateur par l'o-
beyſſance entiere à ſa loy, ils eſtoiét
menez comme par la main d'vn pe-
dagogue à chercher leur iuſtice ailleurs qu'en leur propre obeyſſance
à la loy, à ſçauoir dans la ſatisfactió
du Mediateur vnic entre Dieu &
l'homme. Certes quoy qu'ils euſ-
ſent les promeſſes de l'Euangile in-
culquees ſouuent, neantmoins ils
ſont dits eſtre ſous la loy ou ſous ſa
pedagogie pour les raiſons ſuſdites
depuis la venüe de Chriſt, ils ſont
dits eſtre ſous l'Euangile, parce
qu'ils poſſedent l'accompliſſement
des promeſſes en plus grande clar-
té, dont les autres n'auoient que
l'eſperance, & cela ſous des ombres
& figures, ils ſont dits n'eſtre pas
ſous la loy & pedagogie, non qu'ils
ne ſoient obligez à conformer leur
vie à la loy de Dieu, auſſi bien que
c ux qui viuoient auant la venüe de
Chriſt, car nous ſommes obligez

F

en tout temps à aimer Dieu par
deſſus tout, & le prochain comme
nous meſmes ; & par ainſi nous
ſommes obligez aux œuures de
charité à quoy tend la loy : mais
parce que nous ne ſommes plus
ſous les rudiments de la pedagogie
de la loy, d'autant que nous auons
l'accompliſſement à ſçauoir Ieſus-
Chriſt, & parce que la rigueur de
la loy ne nous eſt plus peſante :
ains elle eſt allegee par la ſatisfa-
ction du Mediateur à cauſe duquel
noſtre volonté eſt reputée pour l'effect : D'où Chriſt luy-meſme dit,
mon ioug eſt aiſé & leger, & qui
ſurpaſſe tout, Le Seigneur ſous l'E-
uangile ioinct à ces preceptes l'o-
peration de ſon ſainct Eſprit. Pour
finir cette doctrine de l'obligation
par laquelle tous les hommes ſont
tenus en conſcience à croire à l'E-
uangile ; Tous ceux qui ſont trauaillez de deſeſpoir, incredulité, dé-
fiance & doubte de la miſericorde
de Dieu enuers eux, pourront apprendre qu'vn chacun en ſon particulier eſt tenu en conſcience de

croire la remiſſion de ſes propres
pechez quelques grāds qu'ils ſoiēt,
car que me profite-il de croire
en general la miſericorde de Dieu
auec ſa Iuſtice en Chriſt enuers les
hommes, & que ie ſuis homme, ſi
ie ne me l'applique & approprie;
Iudas a creu tout cela, neantmoins
il eſt pery, parce qu'il ne s'eſt
point appliqué la miſericorde de
Dieu, n'ayant eu la grace de le
faire.

CHAPITRE VIII.

*Les loix des hommes n'obligent
pas les conſciences directement quelques textes de la
ſainɛte Eſcriture expliquez.*

SVIT maintenant de parler de
ce qui oblige la conſcience indirectement ou improprement, cela eſt dit obliger la conſcience
indirectement qui n'a aucun pouuoir en ſoy meſme d'obliger la conſ-

cience, ains par la vertu & efficace de la volonté de Dieu à laquelle il a du rapport. Or pour noſtre propos preſent nous reduirons les choſes qui obligent improprement les conſciences à deux chefs principaux qui ſont 1. les loix des hommes, 2. les ſerments.

Pour les loix des hommes, Ie dis qu'elles n'obligent point les cõſciéces directemét, pour les raiſons ſuiuantes. En premier lieu, parce qu'il n'y a qu'vn ſeul Legiſlateur qui peut ſauuer & perdre, S. Iacques 4. 12. Ainſi par conſequẽt la loy de ce Legiſlateur ſeul oblige directement les conſciences: Les loix des autres Legiſlateurs non, ſinon entant qu'elles ſe rapportent & ſont conformes à la loy de ce grand Legiſlateur, & authoriſées par icelle. Item, les hommes ne peuuent par aucune loy dõner le modele de ſeruir Dieu: d'autant que comme Dieu requiert de l'homme d'eſtre ſeruy par luy, ainſi il luy preſcrit comme quoy il veut eſtre ſeruy, c'eſt à dire, il luy donne le modele de ſon ſeruice,

& de faict dés le commencement, il fit ainsi au premier homme: Et de plus à ces descendans pour vn long temps de viue voix: Mais enfin selon sa Sagesse infinie pour restreindre & brider les extrauagances de l'esprit humain, il voulut que le modele de son seruice fut redigé par escrit, comme il fut fait à l'estat naissant d'Israel Cecy n'empesche pas que les hommes ne peussent dóner des loix touchant plusieurs choses externes qui regardent le seruice de Dieu, & de fait Dieu a laissé cela à leur prudence & discretion, leur donnant intelligence au prealable: Mais d'ordonner ce qui regarde la substance & fondement du seruice, nullement. D'où le Seigneur dit luy-mesme Matth. 15. 9. En vain m'honoreront-ils enseignans des doctrines qui ne sont que commãdemens des hómes, & par consequent ne peuuent obliger la conscience directement. Apres les loix des hommes qui sont contre la liberté & franchise que Christ nous a acquis par sa mort, ne peuuent directemeut obliger la conscience, parce que nous en sommes affranchis comme il est escrit Corinth. 2. 20. Si vous estes morts en Christ vous estes libres des rudiments du monde, telle sont les loix des hommes. De plus, les hommes n'ont aucun pouuoir sur les consciences des autres, Car c'est Dieu seul qui Seigneurie sur les consciences: Les hommes doncques ne peuuent faire de loix qui obligent la conscience d'elles mesmes ; Ioinct que les loix des hommes sont pleines de defauts, erreurs & imperfectiõs, voire elles se contredisent, car on peut voir vne loy en vne prouince & sa contraire en vne autre, comme nous voyons par toutes les loix municipales escrites & non escrites, sans nous arrester à aucune instance particuliere, celles-cy s'appellans coustumes, celles-là droict escrit, & par ainsi ne peuuent obliger les Consciences directement.

D'auantage, si les loix des hommes obligeoient les consciences comme la loy de Dieu, c'est à dire,

directement, Il les faudroit eſtudier
ſoigneuſement, & les auoir tousjours deuant les yeux, ainſi qu'il eſt
commandé de faire de la loy de
Dieu. Mais cela ne ſe doit pas ny
ne ſe fait point pour le conſente-
ment commun de tous hommes.
Item, Les hommes ne peuuent
mettre leurs loix au dedans l'homme, ou luy les imprimer au cœur
ainſi que fait Dieu de ſa loy comme
il eſt eſcrit 31. 33. Pſal. 31. 31.
Pourquoy les loix des hommes ne
peuuent obliger la conſcience, En
vn mot, ceſte petite eſtincelle qui
nous reſte de ceſte lumiere premiere, nous dit que nos conſciences ſont pardeſſus les loix des hommes: Par ainſi nous concluons apres
les raiſons ſuſdites que les loix des
hommes de quelque maniere ou
condition qu'elles ſoient, ne peuuent eſtre dites obliger la conſcience directement ou proprement.

Maintenant ie ſçay qu'il y à des
gens qui ont vne conception de ces
choſes toute autre que celle que ie

viens de deduire, c'est à dire, qui afferment que les loix des hommes obligent les consciences directement, & pour confirmation de leur dire, ils apportent des raisons tirées de la saincte Escriture & des textes d'icelle.　Comme pour exemple, tl est escrit Rom. 13. 2. Qui resiste à la puissance, resiste à l'ordonnance de Dieu, & ceux qui y resistent feront venir condamnation sur eux mesmes.　A quoy ie dis, que toute ame doit estre sujette aux puissances superieures, ainsi qu'enseigne sainct Paul au mesme chap. v. 1. Le Magistrat, voire le moindre exerçant Iustice est ordonne de Dieu, & Dieu la constitué comme son Lieutenant : par ainsi nous luy deuons obeyssance & honneur comme à nostre pere ; car sous le nom du pere auquel en general l'obeyssance est cómandée dans la loy, nous entendons nos Superieurs legitimes, tels que sont les Magistrats exerçans Iustice, & recognoissons ingenüement que le Magistrat a puissance sur nos corps, sur nos biens, & sur

nostre

noſtre conuerſation externe pour
en ordonner ſelon ſon plaiſir, pourueu qu'il n'en ordonne rien contre
l'ordonnance de Dieu, laquelle regle le pouuoir de tout homme, De
plus, nous obeyſſons au Magiſtrat
non ſeulement pour l'ire, c'eſt à dire, pour eſuiter la punition du Magiſtrat, mais auſſi pour la conſcience, c'eſt a dire, pour eſuiter la cul-
que de deſobeyſſance à l'ordónan-
ce de Dieu, de peur de bleſſer nos
conſciences, pourquoy ie dis que
ceux-là font tres-mal qui declinent
de l'authorité du Magiſtrat, & de.
clare que la doctrine de ceux eſttres
pernicieuſe qui enſeignent l'exem-
ption de certaines perſonnes, en
certains cas comme és choſes cri-
minelles, de la Iuriſdiction du Magiſtrat. Mais pour tout cela le
Magiſtrat n'a quevoir ſur nos conſciences, n'en eſtant pas le maiſtre
pour les obliger directement &
ſimplement comme Dieu ſeul qui
ſeigneurie ſur nos conſciences.
Item, ils alleguent le texte Deu- *Obiect.*
teronome 17. 12. où il eſt comman-

dé d'obeyr au Pontif & au Iuge sous
peine de la vie. A quoy ie responds
qu'en ce texte il est ordonné seulement aux particuliers de croire
le Pontif & le Iuge en leurs diffe-
rens. Et ce n'est nullement l'intention de l'Esprit de Dieu en ce texte
parlant par la bouche du Prophete,
de dõner authorité à certains hommes sur les consciences des autres
comme il appert clairement par les
versets 8. 9. 10. 11. 12. 13. du mesme chapitre. Quant au texte de
sainct Matthieu 16. 19. tout ce que
vous aurez lié en la terre, sera lié
au Ciel : Et tout ce que vous aurez
deslié en la terre, sera deslié au
Ciel. Il est tres-bien interpreté
par vn texte de sainct Iean cap. 20.
23. à quiconque vous aurez retenu
les pechez, ils seront retenus, &
â qui vous aurez pardonnez les pechez, ils seront pardonnez, ou
vous voyez que lier de sainct Matthieu est retenir le peché en sainct
Iean, c'est à dire, declarer au pecheur impenitent & reuesche que
ses pechez luy sont retenus & liez

à cause desquels le Ciel luy est fer-
mé : De mesme deslier en sainct
Matthieu, est pardonner le peché
en sainct Iean, c'est à dire prononcer au pecheur penitent & contrit
du cœur le pardon de ses pechez,
& que le Ciel suy est ouuert. Ainsi tu vois que lier en ce lieu ne signifie pas faire des loix pour obliger les consciences directement.
Pour le texte de sainct Matthieu
21.15. Pais mes brebis, il le faut in-
terpreter ainsi, instruits & enseigne
mon Eglise selon la doctrine receuë
de moy-mesme : ainsi paistre en
ce lieu ne se doit pas prendre pour
bastir & establir des loix sur les cós-
ciences des hommes. Item, ce texte
de sainct Iean 20. 21. Comme mon
pere m'a enuoyé, de mesme ie vous
ay enuoyé, doit estre ainsi enten-
du, comme mon pere de toute eter-
nité m'a ordonné à la vocation du
moyenneur entre Dieu & les hommes, & en son temps arresté m'a
enuoyé au monde auec la puissance
necessaire à cet office : de mesme

moy Chrit moyenneur de tout
temps vous ay ordonné à ceste vocation d'Apotre, & en ce temps
icy ie vous enuoye auec authorité
& vne telle mesure du sainct Esprit
qui est necessaire à vostre charge.
En sorte que tu vois qu'il ne faut
pas s'imaginer les enuois du Christ
& de ses Apostres se ressembler en
tout, autrement comme Christ fut
enuoyé pour mettre sa vie pour le
monde, Les Apostres eussent esté
enuoyez de mesme, ce qui est faux
pourquoy ce texte de sainct Iean,
ne faict rien pour prouuer que ceux
qui sont enuoyez de Christ peuuent
faire des loix sur les consciences.
Pour ce qui regarde le commandement fait par le Synode Apostolie
de Ierusalem Act. 15. 28. aux Chrestiens d'Antioche de s'abstenir des
choses offertes aux Idoles, du sang
& des choses estouffèes. Ie dis
que ce commandement n'oblige
pas les consciences directement &
simplement, car il fut donné à condition de ne rien desroger à la liber-

té acquiſe à tous par Chriſt, pour-
ce que le ſcandale ceſſant, le commandement pouuoit eſtre obmis
comme indifferent, d'autant qu'il
n'eſtoit qu'vne iteration de quelques ordonnances anciennes pour
certaines conſideratiõs à vn certain
tēps, ainſi que le voyons auec le laps
du temps, obmis par tout preſque.
Ce qu'on n'endureroit pas par con-
ſentement commun s'il obligeoit
les conſciences ſimplement & directement. Et voila nous auons res-
pondu aux principales objections
de ceux qui veulent les ordonnances des hommes obliger les conſciences directement.

Chap. IX.

Comment, & iusques ou obli-
gent les loix des hommes.
Vne distinction des loix
des hommes.

Maintenant apres auoir mon-
stré que les loix des hommes
n'obligent pas les consciences directement : Il faut voir comment
elles obligent, & iusques où elles
obligent les consciences.　Pour le
premier les loix des hommes, voire
vtiles ne peuuent obliger d'elles
mesmes en aucune façon, ains seulement entant qu'elles sont autho-
risees par la loy de Dieu : Ie dis
cecy non seulement quád elles sont
de choses bonnes tout à faict, mais
aussi quand elles sont de choses indifferentes pourueu que les loix
soient vtiles, pourquoy outrepasser
les loix des hommes, n'est pas pecher simplement, ains seulement

entant que celuy qui outrepaſſe les
loix des hommes, tranſgreſſe l'ordonnance de Dieu qui les authori-
ſe: D'où nous diſons à parler di-
ſtinctement que la tranſgreſſion de
la loy de Dieu ſeule eſt peché , &
l'outrepaſſement des ordonnances
des hommes doit eſtre dit pluſtoſt
dommage, iniure noxe, empeſchement que peché.

Icy il faut ſçauoir que les ordonnances des hommes, des choſes en ſoy bonnes ou du ſeruice diuin ſelon la parole de Dieu ſont
proprement vne ſubordonnee promulgation de la loy de Dieu, pourquoy elles obligent ſelon leur ſu-
bordonation directement les conſciences. Les ! ordonnances des
hommes touchant les choſes mauuaiſes & deffenduës de Dieu non
ſeulement n'obligent pas les conſciences en aucune façon, ains au
contraire les hommes en conſcience par l'obeyſſance qu'ils doiuent
à la loy de Dieu, ſont obligez à leur
deſobeyr choiſiſſans auec les Apoſtres Act. 4. 19. d'obeyr pluſtoſt à

Dieu qu'aux hommes, & auec Sa-
drac Mesech & Abenego &Daniel
de craindre plustost Dieu que complaire aux hommes. Les loix des
hommes touchant les choses indifferentes, qui ne sont ny comman-
dees ny deffenduës par la parole de
Dieu, obligent les consciences improprement, ainsi que nous auons
dit si souuent. A cette heure pour
sçauoir iusques où obligent les loix
des hommes, il faudra se ramente-
uoir que la seule loy de Dieu oblige
les consciences simplement & absolument, Pourquoy les loix des
hommes obligent les consciences
entant qu'elles conuiennent auec la
parole de Dieu, seruent au bien public, maintenant l'ordre & la bien
seance ne choquent pas la liberté
de la conscience, tout cela apres la
loy deüement declarée : car il est
de l'essence de la loy d'estre signi-
fiée : apres selon que la fin de la loy
est bonne, la loy est plus ou moins
necessaire ; d'où il arriue qu'en certains cas on peut outrepasser les
ordonnances des hommes pourueu

que ce soit sans scandale, sans mespris du Legislateur, & sans empescher la fin pour laquelle l'ordonnance aura esté faicte. Par exemple, le Gouuerneur d'vne ville ordonne pour la seureté de la ville que nul ait à ouurir les portes sans son ordre: Cependant il arriue que quelqu'vn dans la ville voyant son voisin qui auoit demeuré hors la ville pour cause legitime, extremement pressé des gens qui le veulent tuer, luy ouure les portes pour luy sauuer la vie, En quoy il n'y à aucun scandale ny mespris du Legislateur, & la fin de la loy n'est point empeschée à sçauoir la seureté de la ville. Or il ne faut pas trouuer estrange si en cas d'vrgente necessité on ait outrepassé par fois les ordonnances des hommes, puisque nous voyons les statuts de l'Eternel mesme par fois non obseruez. Exemple, le statut de la circoncision ne fut point obserué par quarante ans au desert, sans blasme pourtant, parce qu'il n'y auoit point de scandale ny mespris du Legisla-

teur; & la fin mefme de la loy n'e-
ftoit point empefchée: Ce qui eftoit
pour diftinguer les Ifraelites d'a-
uec le peuple parmy lequel ils au-
roient à viure, au defert ils eftoient
feuls, par confequent la circonci-
fion n'eftoit pas fi neceffaire. De
mefme Dauid eftant neceffité par
la faim mangea les pains de propo-
pofition qui n'eftoit permis de faire
felon le ftatut, & n'encouroit aucun
blafme : Ceux qui en cas de neceffité font contraincts d'outrepaffer
les loix, font dits faire outre la loy &
non contre la loy.

Or d'autant que nous auons
tant parlé de l'obeyffance deüe à la
loy humaine, Il n'eft pas hors de
propos de dire quelque mot des manieres principales felon lefquelles
la loy des hommes fe prend. En
premier lieu donc, elle eft dicte naturelle, qui n'eft autre chofe qu'vn
rayon de la loy diuine naturelle &
vne fubordonnée promulgation
d'icelle, & par confequent elle eft
bonne en foy fans changement, elle oblige les confciences directe-

ment. En second lieu, la loy des hommes est dicte positiue qui consiste en certaines ordonnances, que si elles sont communes à tous hommes, elles se nomment loy de Nations, par ceste loy de Nations on donne vn sauf conduit aux Ambassadeurs, &c. Si les ordonnances des hommes sont particulieres à certains peuples, elles se nomment loy ciuile, & si elles sont encores plus particulieres, elles se nomment loix municipales, la loy commune à tout vn peuple se nomme publique, la loy particuliere à quelques hommes se nomme priuilege. Icy il faut noter que la loy de nations d'approche de la loy de nature plus que la loy ciuile.

Item, les ordonnances faictes par les hommes qui prescriuent ce qu'il faut faire & ce qu'il faut fuir en particulier & en public pour l'entretien de la societè humaine, s'appellent loix politiques. En ce lieu vous noterez, s'il vous plaist, quoy que sans scandale & sans mespris du Legislateur, n homme par

la violation d'vn de ces reglemens,
ne laisse pas par fois de pecher contre Dieu & son prochain , parce
que la fin volontiers du reglement
n'est plus gardée.   Exemple, qui
clandestinement faict de la fausse
monnoye ne scandalise pas , &
ne mesprise pas le Legislateur ,
neantmoins il peche contre Dieu
& son prochain , parce qu'il empesche le bien public & de chaque
particulier.

Les ordonnances des hommes
touchant les affaires de l'Eglise ,
comme touchant le gouuernement
de l'Eglise , l'administration de la
parole & Sacremens.   Afin que
toutsoit faict par ordre, bienseance
& respect conuenable, s'appellent
loix Ecclesiastiques, on a coustume
d'appeller ces ordonnances & statuts les Canons, c'est à dire, regles
de l'Eglise : Ces statuts Ecclesiastiques peuuent par fois estre trans-
gressez sans mespris , sans scandale
& sans que la fin en soit empeschée
comme il appert par le statut des
Apostres touchant l'abstinence du

fang, ainſi que nous auons veu cy
deſſus.

Apres les loix des hommes ſont
ou bien touchant les affaires de
grande importance , & ſont propo-
ſées en forme d'interdict & commandemēt abſolu qui obligent à l'o
beyſſāce d'icelles pour le biē public
& de la ſocieté humaine: Cōme par
exemple', à ſouffrir volontairement
la punition deue à la deſobeyſſance
fiere & outrecuidee , afin que le public recouure en quelque façon ſa-
tisfaction, toutesfois par la punition
externe la conſcience n'eſt pas libe-
rée de peché deuant Dieu : Ou bien
les loix des hommes ſont de moindre importance, n'eſtans point pro-
poſees en forme de commandemēt,
ains ſeulement requierent à faire
ou obmettre telle & telle choſe ſous
telle & telle peine , Les loix de
cette ſorte obligent à vne peine laquelle eſtant payée, le tranſgreſſeur
n'eſt point coulpable de peché deuant Dieu, d'autant que la peine
qu'il aura payé pour le moins eſt eſ-

gale au dommage qu'il aura
faict.

Auant de conclure ce propos
des ordonnances humaines, il faut
qu'en ce lieu ie protefte contre la
doctrine de ceux qui enfeignent
qu'il faut rendre obeyffance aueugle, fans aucune enquefte ou examen quelconque, aux ordonnances
de ceux qu'ils appellent leurs Superieurs, lefquels non feulement
font perfonnes autres que les Ma-
giftrats, ains felon le dire de ces
gens ils n'ont aucune dependance
du Magiftrat; Et quant à l'obeyffance deuë aux ordonnances du
Magiftrat, ils veulent qu'elle foit
renduë, mais apres vn examen exacte és chofes moindres non tant
felon la loy de Dieu comme felon
la loy des autres hommes. Ie n'ay
pas befoin de monftrer par nombre
d'inftances comme cette doctrine a
efté preiudiciable au genre humain
& au bien public puifque la chofe
eft affez cogneuë à voftre grand
dommage: La raifon de ma prote-

ſtation eſt que nous ne recognoiſ-
ſons aucuns Superieurs ſinon ceux
qui ſont en effect Magiſtrats ordonnez de Dieu, ou pour le moins
qui ſont authoriſez & dependans
d'iceux. Apres c'eſt à Dieu à qui
il faut rendre obeyſſance abſoluë-
ment ſans aucune enqueſte , d'autant que les choſes ſont bonnes entant qu'il les veut & ordonne , ainſi
nous voyons Abraham ſans aucune
enqueſte ſe diſpoſer à ſacrifier ſon
fils par commandement , quant à
l'obeyſſance deüe aux hommes a-
uant de la rendre, il faut premierement voir ſi la choſe ordonnée eſt
ſelon la volonté de Dieu declarée
en ſa parole , ou pour le moins ſi
elle ne'ſt contraire , car io tiens que
nous deuons au Magiſtrat & nos
Superieurs legitimes, obeyſſances
en chaque choſe qui n'eſt directement oppoſée à la volonté de Dieu
manifeſtée en ſa parole; Et nous
voyons eſtre ainſi practiqué par
tous les Sages & gens de biē en tout
temps qui ont gayement obey au

Magiſtrat en tout ce qui n'ait cho-
qué directement la volonté de
Dieu, & en ce cas ils ont mieux
aimé deſobeyr aux hommes que
déplaire à Dieu, ſe ſoubmettans
quant & quant auec toute alle-
greſſe à la punition ordonnée par
le Magiſtrat à la deſobeyſſance de
ſon commandement, ſelon cette
maniere ſe gouuernoient les ſages
d'entre le peuple de Dieu, non ſeulement deuant la venuë de Chriſt,
mais auſſi apres, & cela non ſeulement ſous de bons Magiſtrats, mais
auſſi ſous de mauuais. Pour exemple Daniel, &c. Comme auſſi les
premiers Chreſtiens qui ont franchement rendu toute ſorte d'obeyſſance au Souuerain, voire mauuais
en tout ce qui n'eſtoit pas manife-
ſtemét oppoſé à le volonté de Dieu,
& quand quelque choſe leur ſoit
eniointe par le Magiſtrat contre la
volonté de Dieu, ils ont librement
refuſé d'y obeyr, & auec prompti-
tude ont ſuby le chaſtiment ordonné par le Magiſtrat contre les
deſobeyſ-

defoheyſſans à ſon commandement
ainſi par ce moyen ils ont ſatisfait
au Magiſtrat par leur prompte ſouf-
france, & ont gardé la bonne conſcience,aimans mieux deſobéyr aux
hommes que déplaire à Dieu, &
pour ſçauoir ſi le commandement
eſt ſelon la volonté de Dieu, il n'eſt
beſoin de ſe trauailler de la ſcrupu-
leuſe recherche de ceux qu'on nôme
communement Caſuiſtes, ny d'vne
exacte eſtude de la profonde Theo-
logie de ceux qu'on appelle Scola-
ſtiques, d'autant qu'il ſuffit d'auoir
vne cognoiſſance moderée, à laquelle chacun de nous eſt obligé
pour cognoiſtre ce qu'il faut fuir &
faire,ce que chacun de nous obtient
aiſément ſans grand trauail par
l'ouye & meditation de la parole de
Dieu, qui contient entierement ſa
volonté enuers nous, & ce qu'il de-
ſire de nous,en textes clairs & beaux
ſans aucune obſcurité.

H

CHAP. X.

Du serment en general, du serment en particulier, de la promesse, du vœu, & comme ils obligent la conscience.

PArlons maintenant du serment, mais pour en parler plus a propos, il faut sçauoir ce que nous entendons sous le nom de serment, & ce qu'il est, & pour cét effect nous en donnions vne telle description. Le serment est vne inuocation du nom de Dieu, par laquelle nous appellons Dieu à tesmoin que nous proferons la verité, soit que nous affirmions quelque chose estre ou n'estre point, soit que nous nous obligions à faire quelque chose ou ne la faire point : & que nous n'auons aucune pensée de tromper : Et s'il arriue quand nous trompons que Dieu nous punisse selon la pu-

nition dont il a menacé le parjure.
En cette description tu vois que sous
le serment i'entends en premier
lieu cette inuocation du nom de
Dieu, par laquelle nous affirmons
quelque chose estre ou n'estre point,
qui se nomme particulierement
serment, ou bien nous nous obligeons par cette inuocation à faire
ou ne faire point quelque chose :
Cecy se nomme proprement promesse : Mais le mot de serment pris
en sa generalité comprend le serment particulierement dict & la
promesse. Au reste ceste description est si claire qu'elle ne requiert
aucune explication particuliere :
pourquoy nous nous contenterons
d'en dire ce peu, d'autant que le
serment est vne inuocation & nous
deuons inuoquer celuy-là seul en
qui nous croyons, qui est le Seigneur ainsi qu'enseigne l'Apostre
Rom. 10. 15. Nous sommes tenus
de faire nos sermens par le Seigneur
& non par aucun autre. De plus,
il nous est enjoinct Deut. 6, 13. de
iurer par le Seigneur seul, apres

puis que Dieu seul cognoist le cœur
comme il est escrit Chroniq. 6. 30.
luy seul peut estre tesmoin si nos
pensees respondent à nos paroles,
& par consequent nous deuons iurer par luy seul, pourquoy ceux qui
iurent par autre que par Dieu, par
quelque chose que ce soit qu'ils
iurent font tres-mal, veu qu'ils
pechent contre l'ordonnance de
Dieu, & contreuiennent à la raison.

Icy il faut sçauoir quand Dieu
nous commande de ne prendre
point son nom en vain, non seulement il nous ordonne d'abstenir
de la mauuaise coustume de ceux
qui à peine proferent vn mot sans
iurer, qui est vrayement prendre
le nom de Dieu en vain pour chaque chose legere, qui ne doit estre
pris qu'aux affaires serieuses & de
consequence, & cela solemnelle-
ment, mais aussi de garder nos serments, car en iceux nous prenons
Dieu à tesmoin comme nous auons
veu: Apres il y a vn texte exprés
numer. 30. 2. par lequel Dieu nous

commande de garder nos ſermens.
Or puiſque Dieu nous commande
de garder nos ſerments, & puis
qu'il eſt ſeul Seigneur de nos conſciences, & c'eſt luy qne nous inuo-
quons en nos ſerments, c'eſt Dieu
ſeul qui nous peut liberer de l'obligation à laquelle en vertu de nos
ſerments nous ſommes tenus, pourquoy il faut rejetter l'opinion de
ceux qui tiennent que des hommes
nous peuuent diſpenſer de faire ou
ne faire ce à quoy nous ſommes o-
bligez par noſtre ſerment. Exemple, à rendre l'obeyſſance entiere
au Souuerain Magiſtrat. La dan-
gereuſe doctrine de ces gens a pro-
duict des effects funeſtes en pluſieurs eſtats : comme auſſi nous re-
jettons la doctrine de ceux qui enſeignent par vn equiuoque de ne
dire point verité ſincerement, quelque affirmation que nous faſſions
de nos bouches par ſerment ; En
cecy ils ſuiuent la practique des an- *Linguã*
ciens Impoſteurs qui faiſoient pro- *iuratij*
feſſion de iurer de la langue ſans *mentem*
que l'ame y penſaſt. Pareillement *iniuratã* *gero.*

nous deteſtons l'opinion de ceux
qui diſent qu'il ne faut pas garder
la foy ou ſerment à ceux qui n'ont
pas la meſme creance auec nous touchant quelques points du ſeruice
diuin, moins veulent ces gens que
nous gardions noſtre ſerment ou
promeſſe a çeux qui sõt deſtituez de
la lumiere de l'Euangile, laquelle
Dieu par ſa grace ſpeciale fait reluire parmy nous indignes, car ils
opinent premieremẽt contre la practique des anciens fideles, qui gar-
doient loyaument leur promeſſe
aux autres hommes quelques ignorans qu'ils fuſſent de la vraye religion: Ainſi nous voyons Iacob fidele ſtipuler ſolemnellement auec
Laban ignorant du pur ſeruice du
vray Dieu, & luy garder ſelon l'ac-
cord, la foy afin de n'apporter point
d'autre exemple à l'heure, comme
d'Abraham auec Hephron. Et
apres contre le commandement de
Dieu qui nous commande expreſ-
ſément de garder nos ſerments, afin
de rien dire de la raiſon qui nous
lie de garder en conſcience ce que

nous iurons, quand celuy qui est
Seigneur de la conscience est appellé comme tesmoin qui est la verité
& fidelité mesme.   Puisque donc
nous sommes tant obligez à garder
nos serments, il faut estre bien cir-
conspect à les faire, car le serment
deuëment faict quoy qu'au dam de
celuy qui l'aura faict oblige la conscience à le garder : D'où le Psalmi-
ste dit au Psalme 15. L'homme de
bien quand il aura iuré à son dommage il n'en changera rien : Cela se
doit entendre non seulement si c'est
mespris, mais aussi s'il est contraint
pour exemple, à payer quelque argent aux meschans entre les mains
desquels il auroit tombé pour se
sauuer la vie; Pernicieuse dont est
l'opinion de ceux qui disent qu'on
peut violer son serment pour son
profit; Mais moy ie dis, voire quand
vn homme seroit circumuenu par
celuy auec lequel il traitte, il est
tenu à garder son serment, ainsi Iosué traitte les Gabionites qui l'a-
uoient circumuenu: Et d'effect nous
lisons 2. Sam. 20. 4. que le peuple

au temps de Saul estoit puny pour
auoir contreuenu à la promesse de
Iosué. Pour faire bref, le serment
oblige qui est fait auec propos deli-
beré & iugement meur, par ceux
qui ont puissance sur eux mesmes,
ou qui *sunt sui iuris*, de choses pos-
sibles & bonnes, c'est à dire, qui ne
sont opposées à la volonté de Dieu
au bien public, & au bien du prochain : Pourquoy nous disons que
les gens sans iugement pour deli-
berer & discerner le bien d'auec le
mal, comme sont les enfans, fols,
insensez, phrenetiques, &c. ne
peuuent faire aucun serment qui
oblige la conscience, non plus que
les gens qui sont sous la puissance
d'autruy, comme sont ceux de bas
aage sous leurs parens, & les femmes mariées sous les marys : car
celuy qui n'est pas maistre de soy
mesme ne se peut obliger. De plus,
il est à sçauoir qu'il faut que les choses que nous sommes obligez à faire
par le serment, soient faisables,
car nul n'est tenu à l'impossible. Finalement nous disons que les choses

ſes que nous entreprenons à faire
par noſtre ſerment doiuent eſtre
ſelon la volonté de Dieu, au moins
non pas contraires à icelle. Car le
ſerment ne doit pas eſtre le lien d'i-
niquité.

Cette doctrine nous apprend
que le ſerment fait à la legere ſans
deliberation n'eſt pas à garder: d'où
Dauid ayant en ſa colere iuré de
tuer Nabal, eſt fort content d'en
eſtre deſtourné par la ſage Abigail:
Le meſme Dauid encores qu'il eut
iuré à Simei qui l'auoit maudit qu'il
ne mouroit pas, commanda en
mourant à Salomon de faire oſter
la vie à Simei. Par cette doctrine
vous voyez la folie d'Herode qui
croyoit eſtre obligé en conſcience
à garder le ſerment qu'il auoit fait
à Herodias ſans iugement. Item,
le ſerment n'oblige pas qui eſt fait
contre la volonté de Dieu declarée
en ſa parole, le bien public & les
bonnes mœurs, côme ſi quelqu'vn
auroit iuré aux voleurs de ne les
deſcouurir pas, ou ne deſcouurir
pas vne trahiſon. Apres cette do-

ctrine nous dit que l'opinion de
ceux est à rejetter qui tiennent que
les personnes soubs la puissance
d'autruy, comme ceux de bas aage
& les femmes mariées, sont obligez à garder leur serment malgré
ceux sous la puissance desquels ils
sont, contre l'exprés commandement de Dieu, num. 30.   Auant
que de conclure mon propos, Ie
dis & tiens que si les choses des-
quelles le serment est, font chan-
ger l'obligation du serment, comme si de bonnes elles deuiennent
mauuaises, & de faisables impossi-
bles.   Exemple, vn Prince souuerain ou vn Estat ayant faict ligue
offensiue & deffensiue auec vn autre Prince ou Estat voisin : Il arriue que l'vn d'eux attaque mal à
propos vn tiers Prince ou estat voisin pour l'opprimer.   Ie dis que le
serment faict par la ligue ne doit
estre gardé, d'autant que la chose
change de nature : Pourquoy uous
voyons que nous ne sommes pas
absolument, & en tout cas tenus à
garder tous nos serments.

Ce que nous venons de dire touchant l'obligation du serment, se
doit entendre aussi de l'obligation
de la promesse: car sous le serment
pris en sa generalité comme nous
disions, est comprise la promesse,
mais à ce que dessus i'adjouste que
la promesse entre les particuliers
faicte selon les conditions requises,
oblige celuy qui l'a faict selon la
volonté de celuy à qui elle auroit
esté faicte. Or encores que chacun de nous soit obligé à garder sa
promesse en conscience, neantmoins cela n'empesche pas qu'il ne
faille appeller d'autres hommes
pour tesmoins par fois quand nous
faisons quelque promesse, ainsi que
nous voyons faict par Abraham,
qui ayant à traitter auec Hephron
desire que les fils de Chet fussent
presens : De mesme disons nous
des escrits qui se passent entre les
hommes contractans l'vn auec
l'autre, car le lien de la conscience est entre Dieu & homme, mais
le lien des escrits & tesmoins humains est entre homme & hom-

me. De plus, les escrits & tesmoins humains seruent à verifier & perpetuer la promesse en l'absence du promettant.

En ce lieu il ne faut pas obmettre d'aduertir que la promesse qu'on fait à Dieu, se nomme particulierement vœu pour la distinguer d'auec la promesse faite aux hommes, qu'on appelle simplement promesse. Ie sçais que le mot vœu se prend parfois pour la promesse faite aux hommes comme ce verbe voüer: Mais pour le plus souuent vœu se prend pour la promesse faite à Dieu. Or puis que nous sommes tenus de garder nos promesses aux hommes, à beaucoup plus forte raison sommes nous obligez en conscience de garder nos vœux à Dieu, qui est le Seigneur de nos consciences; Ioinct que le commandement en est exprés, Payez vos vœux à l'Eternel Eccl. 4. Puisque donc nous sommes si estroittement obligez à garder nos vœux à Dieu, il se faut donner bien garde à ne les rompre

pas, car autrement le vœu qui deuroit estre vne arre de nostre obeyſſance ſincere, & zele ſans feinte
au ſeruice de Dieu, deuient vn ſa-
crifice de fols, & vne abominatiõ
à l'Eternel ; Mais par noſtre vœu
en premier lieu, nous voüons à
Dieu d'obeyr à ſa volonté declarée
en ſa parole, & quant & quant re-
noncer à Satan & au Monde, ce
vœu faiſons nous premierement
au Bapteſme par la bouche de nos
parens & parains, ſi ne le pouuons
faire nous meſmes.   Après nous
reïterons ce vœu chaque fois que
nous faiſons quelque exercice de
pieté , nommément par quelque
exercice ſolemnel , tel qui eſt la
confirmation, la participation du
Sacrement du corps de noſtre Seigneur, &c. En ſecond lieu , par
nos vœux nous nous obligeons à
faire quelque exercice externe, ainſi de nous rendre plus prompts &
diſpos à viure bien ſelon la volonté de Dieu. Pour exemple , nous
nous obligeons par vn certain vœu

de donner quelque aumofne, de ieufner tout à fait pour vn certain temps, ou d'abftenir de quelques viandes, &c. A quoy il faut prendre garde que ce à quoy nous nous obligeons par noftre vœu, s'accorde auec la volonté de Dieu, au moins qu'elle n'y repugne pas; Item, qu'il ne foit pas contre la liberté que Chrift nous a acquis, apres qu'il n'empefche pas noftre vocation : Enfin qu'il foit fans opinion (de merite.   Pourquoy vn homme qui n'a point le don de continence faifant le vœu du Celibat, faict tres-mal, d'autant que Dieu commande à chacun de prendre femme, qui n'a pas le don de continence, comme à chaque femme à fe marier, Item, Ceux qui font vn vœu du pauureté volontaire, car outre qu'ils mangent le pain des vrays neceffiteux, ils font contre le commandement, par lequel il eft enjoinct à chacun de trauailler afin qu'il aye dequoy donner aux neceffiteux; Et l'vn & l'autre de ces deux font contre la liberté que Chrift nous acquis, car Chrift ne nous deffend pas de nous marier, auoir des biens, &c. 1. Matth. 4. 8. pourueu que nous en vfions fobrement & auec actions de graces, & les vœux de cefte nature ne merirent point, car il eft efcrit, l'exercice corporel profite a peu de chofes, mais la pieté eft profitable à tout.

Le vœu de cefte rigide aufterité que nous voyons practiquée par quelques Chreftiens, tant en leur efloignement de la conuerfation des autres hommes, qu'és fouffrances aufquelles ils affujettiffent leur corps, ne fe peut appeller autrement que deuotion volontaire, tant blafmée en l'Efcriture, & ceux qui fe promettent de mettre l'obeyffance à ces vœux en ligne de compte au dernier Iour, ne doiuent attendre autre refponce du grand Iuge & Controlleur, que, qui a requis cela de vos mains ; Et de faict Dieu veut eftre feruy non fe-

lon les imaginations de noſtre cer-
ueau foible, mais ſelon la reigle
qu'il nous a preſcrit en ſa parole.

Quant au vœu du Nazareat,
c'eſtoit vn vœu de quelque obe-
dience ceremoniale auant la venuë
de Chriſt, qui a pris fin auec les autres ceremonies figuratiues, l'accompliſſement en eſtant venu, à
ſçauoir Chriſt qui eſtoit le vray
Nazarean. Matth. 2. 23. Ie ſçay
bien que ce vœu fut obſerué en
Ieruſalem quelque temps apres la
mort de Chriſt, comme quelques
autres ceremonies figuratiues,
qui deuoient finir en Chriſt, mais
pour gaigner les Iuifs à Chriſt on
les côtinuoit pour vn certain temps,
ainſi que nous voyons aux actes des
Apoſtres.

CHAP. XI.

Comme quoy la conscience procede pour exercer Iugement. Chacun doit estre asseurè si ce qu'il fait est selon la reigle de la conscience.

APRES auoir veu surquoy la conscience exerce son iugement, de mes-huis il est temps de voir comment elle iuge, la maniere dont la conscience se sert à iuger est vne espece du raisonnement, selon ce qu'escrit sainct Paul Rom. 2. 15. Les pensées des hommes entre elles s'excusent & s'accusent dans le raisonnement de la conscience : Vous remarquerez ceste procedure. En premier lieu, l'inrellect comme imbu de la cognoissance de la volonté de Dieu, reigle certaine de ce qu'il faut fuir & de ce qu'il faut faire, exerce son operation en cét endroit par vn ar-

reſt general ; Vient apres la memoire intellectuelle comme prome
conde de toutes les particularitez
de noſtre vie, & met en veuë nos
actions ſingulieres, Suruient la
conſcience qui apres auoir conſi-
deré la ſentence donnée en general pour l'intellect, la production
ou veuë de nos actions particulieres par la memoire, infere le iugement ſur la perſonne en bien &
en mal. Exemple, l'intellect de
N. dit quiconque tuë merite la
mort, la memoire adjouſte toy N.
a tué vn tel, Suruient la conſcience
qui infere doncques N. doit mourir. Telle eſt la procedure dont
ſe ſert la conſcience pour aſſeoir
iugement ou faire le procez au pecheur.

Le temps auquel la conſcience aſſée iugement ſur les actions
des hommes, eſt le plus ſouuent
apres qu'elles ſont paſſées, car rarement la conſcience iuge-t'elle
quand l'action ſe fait, & beaucoup
plus rarement auant qu'elle ſe faſſe
voire, ie dis parfois la conſcience

est assez long-temps auant que se
mettre à iuger, ainsi que nous
voyons és freres de Ioseph. La
cause en est, tout homme presque
auant de faire vne action ne se donne pas assez de loisir à considerer
meurement si elle est bien ainsi
faicte, ou mal; Et si les sens cor-
rompus l'incitent à faire vne action
ainsi & ainsi, son intellect estant
offusqué à cause de la nuë qui luy
est mise au deuant par vne passion
& affection desreiglée, ne peut
examiner l'action à la reigle de
toute bonté, à sçauoir la volonté
de Dieu, dont autrement il est imbu, comme nous disions cy-dessus.
Pourquoy à l'ordinaire l'action nõ
seulement est passée auant que
l'homme commence à songer si elle est bien ou mal faicte : mais
trop souuent il se passe assez long-
temps auant qu'il y pense. De
plus, l'autheur de tout mal, qui
pousse l'homme à mal-faire auant
que l'action se fasse, desguise &
extenüe le mal qu'il y peut auoir;
La conscience iuge des choses

quand elle pose quelque chose
estre bien faicte, elle est dicte ex-
cuser ; Et en suitte quand elle prononce l'autheur de l'action libre de
tout blasme qui en pourroit venir,
elle est dicte absoudre ; mais quand
la conscience pose quelque chose
estre mal faicte, elle est dicte accuser : Et quand elle prononce sentence du chastiment contre celuy
qu'elle pose vne fois auoir mal faite, elle est dicte condamner. Or
la cõscience est dicte iuger de nos
actions passées, presentes & futu-
res quand elle nous rend certains
au dedans par le raisõnnement cy
dessus descrit, si elles sont selon la
volonté de Dieu & la loy de nature qui luy est soubmise ou non :
Nous disons que la conscièce nous
rend certains, & cela au dedans,
parce que celuy ne peut s'asseurer
de plaire à Dieu qui ne sçait seu-
rement que ce qu'il faict luy est a-
greable & selon sa volonté ou non
en son intellect : & l'action quelque esclat ou splendeur externe
qu'elle monstre, & quelque ad-

uantage qu'elle tire de son autheur.
Si l'agent n'est pas asseuré en son
esprit. qu'il soit selon la volonté
de Dieu : elle est peu ou point re-
gardée de Dieu : Et celuy qui fait
vne action dont il n'est pas asseuré si elle est selon la volonté de
Dieu ou non .fait comme le mauuais seruiteur qui execute sa volonté au lieu de celle-la de son maistre, de laquelle il n'est pas asseuré : Et ainsi il dépose Dieu de son
siege, faisant sa propre volonté regle de ses actions au lieu de la volonté de Dieu.   Cette doctrine
nous apprend que tout ce qui se
faict, la conscience en estant en
doute, est peché, comme aussi tout
ce qui est contre la volonté de Dieu
declarèe en sa parole , quand mesme la conscience , mal instruite,
en iugeroit autrement : de l'autre
part tout ce que se fait la conscience y repugnant : quand mesme la
chose seroit vraye en effect , deuient peché à celuy qui le faict,
parce que pour faire l'action bonne pour celuy qui la faict , il futa

que l'intellect de l'homme foit inftruict en la volonté de Dieu touchant le faict, & que la confcience y applique l'action. La volonté des hommes ne peut reigler nos
actions, finon entant qu'elle eft
conforme à la volonté de Dieu, &
confirmée par icelle, moins la feule intention d'vne pauure ame
plongée dans vne profonde ignorance ne peut rendre l'action ac-
ceptable à Dieu, c'eft à dire, bône,
à qui rien n'agrée finon ce qui eft
bon, d'autant que l'homme ignorant par fon intention ne peut
nullement faire vne action, felon
la volonté de Dieu laquelle il ne
fçait point : I'aduoüe que l'intention de bien faire eft loüable,
mais fi l'homme ne fçait pas fi ce
qu'il defire ou veut faire, eft bien
ou mal, fon intention & fa volonté ne fera pas acceptée pour le fait.
Remarquez ie vous prie combien
eft dangereufe l'ignorance de la
volonté de Dieu, laquelle il a ex-
pofé en fa parole pour eftre fceuë
de tous : Malheur fur eux donc

qui tiennent le peuple dans l'ignorance de la parole de Dieu, & luy
en deffendent la lecture, nonobstant qu'elle contient la volonté
de Dieu, & que le sainct esprit prononce heureux ceux qui s'y plai-
sent, Psal. 1. & que le Seigneur
commande de chercher les Escri-
tures, Sainct Iean 39.   En passant
il faut noter le vulgaire des hommes croid estre grandement aduã-
cé en l'eschole de probité, s'il ab-
stient de pariure, larcin, paillardise, & autres crimes & vices semblables, toutesfois il conste: qu'ils
ne peuuent estre estimez vraye-
menr gens de bien sans la direction
de la conscience selon la volonté
de Dieu, sans laquelle reigle ils
font les choses bonnes par coustume, par necessité, par exemple &
imitation comme des singes, plustost que pour plaire à Dieu, &
ainsi sans foy, parce qu'ils ne font
pas asseurez si ce qu'ils font est selon la volonté de Dieu, en estans
ignorans, ou peu ou mal instruicts.

CHAP. XII.

*De la bonne conscience, énquoy
consiste la liberté que Christ
nous acquis, l'vsage des recreations, des ieux de hazard,
de la danse, de la comedie,
&c.*

AYANT parlé suffisamment
de la conscience & de ses deuoirs en general : A cest heure il
suit que nous parlions des especes
principales de la conscience, &
des effects qu'elles produisent en
nous, ou de leurs deuoirs en particulier. Les especes sont la conscience bonne & la conscience
mauuaise. La premiere espece donc
est celle-là que nous appellons
communément bonne, laquelle est
ainsi dicte, parce que droictement
selon la volonté de Dieu, elle nous
excuse & absout du blasme & de la
peine, & nous cōsole nous rendant

ioyeux

ioyeux au dedans: Et s'il nous arriue à gauchir le moins du monde en nos actions de leur vraye
reigle, elle nous blesse & condamne.

La conscience icy descrite est dicte estre bonne, non pas à cause
de son estre: car en ce lieu ie ne
parle point de la bonté de l'estre de
la conscience, comme estant vne
faculté bonne, d'vne bonne substance, car en ce sens la conscience de chacun homme est tousiours
bonne, voire la conscience du diable mesme, mais la conscience icy
descrite est dicte estre bonne: Premierement par droict de son inno-
cence premiere & de la conseruation en cét estat, telle estoit la
conscience de nos premiers peres
durant leur integrité, leur conscience ne les pouuant point accuser, non pas en la moindre chose,
telle est aussi la conscience des bons
Anges au Ciel.

Apres la conscience cy-dessus
descrite, est dicte estre bóne par
droict de regeneration, telle est la

conſcience des gens de bien, laquelle le Seigneur purge & nettoye de la mauuaiſtié & ſoüilleure, que nous auons contracté en noſtre premier parent, par ſon ſang eſpandu pour nous ſur la Croix, ſelon qu'il eſt eſcrit Heb. 9.14. Le ſang de Ieſus-Chriſt purge nos conſciences. Or nous nous appliquons cete purgation ou regeneration de nos conſciences par la foy. D'où ſainct Paul dit aux Actes 15. 9, Nos cœurs ſont purgez par foy. La conſcience regenerée a deux degrez, le moindre eſt ſous l'eſtat de grace en ceſte vie preſente. Or la conſcience en ceſt eſtat eſt vrayement regenerée, mais non tout à faict & abſolument. Le ſecond degré eſt ſous l'eſtat de gloire, auquel eſtat la conſcience eſt entierement refaicte & regenerée, & renduë ſemblable à la conſcience des Anges heureux au Ciel. La deſcription de la conſcience cy-deſſus miſe, eſt principalement de la conſcience ſous l'eſtat de grace.

Ceux à qui la conſcience eſt regeneree ont vne liberté & franchiſe ſainɛte & ſpirituelle, laquelle le Seigneur nous a acquis par ſa mort, &c. La liberté qui ſuit la conſcience regeneree, eſt diɛte acquiſe par Chriſt, car c'eſt Chriſt qui eſt l'autheur, ainſi qu'enſeigne l'Apoſtre aux Galates. 1. Demeurez fermes en la liberté de laquelle Chriſt nous a affranchy, contre le dire de ceux qui publient l'homme luy meſme eſtre l'autheur de ſa liberté. Cette liberté donc acquiſe par Chriſt eſt diɛte ſpirituelle. En premier lieu, pour la diſtinguer d'auec la liberté ou franchiſe ciuile, qui conſiſte en certains priuileges externes & terriens. Apres pour combattre ceux qui ſous pretexte de cette liberté acquiſe par Chriſt, veulent s'exempter de l'obeyſſance deuë au Magiſtrat. En troiſieſme lieu, pour monſtrer combien eſt vaine & fruſtranee l'atente des Iuifs, qui s'attendent auoir vne liberté terrienne à la venuë dn Meſſias. Enfin i'ay ap-

pellé cette franchise saincte, pour
renuoyer au loing les detestables
libertins, qui s'imaginent meschamment que Christ par sa mort
leur a acquis toute licence pour
s'abandonner à toute ordure selon
le dictat de leur naturel corrompu.

A cette heure si on demande
en quoy consiste ceste franchise de
qui nous parlons icy. Ie responds
qu'elle consiste en premier lieu,
en ce que nous sommes affranchis
du ioug pesant de ceremonies infi-
nies, auquel auant la venuë de
Christ on estoit assujetty : D'où
l'Apostre escrit Coloss. 2. 14. Il a
effacé l'obligation qui gisoit en
ordonnances qui estoient contre
nous. Apres en ce que nous sommes exempts de cette rigoureuse
exaction d'vne obeyssance parfaite
à la loy de nostre part, & par con-
sequēt de la peine deuë pour la loy
non parfaitemēt accomplie : D'où
l'Apostre escrit aux Gal. 5. 1. Christ
nous a racheptez de l'execration de
la loy, estant faict : execration pour

nous en vertu de ceste franchise,
Dieu accepte noftre obeyffance
non feinte, quoy qu'imparfaiête,
voire il accepte le fincere defir
d'obeyr pour l'obeyffance mefme:
ainfi il vfe de clemence enuers nous
comme vn pere enuers fes enfans,
& adoucit la rigueur de la loy qu'il
nous prefcrit, à quoy vifant fainêt
Iean 1. chap. 5. 6. 3. C'eft pour l'a-
mour de Dieu que nous gardions
ces Commandemens, & ces Commandements ne font pas griefs.
Item, par cette franchife nous a-
uons vn plus libre vfage des chofes
de ce monde, moyennant que nons
en vfions auec raifon, bien-feance
& fobrement, & cela non feulement pour nos neceffitez, mais
auffi pour noftre contentement
honnefte. D'où il eft dit au Pfal.
104. Dieu donne le pain pour fub-
ftanter le corps de l'homme, & le
vin pour refioùyr le cœur d'iceluy, & l'huile pour faire reluire fa
face. De plus, Dieu a faiêt la di-
uerfité de couleurs, de faueurs, d'o-
deurs, & les efpeces de chofes pour

deleﾞcter & reﬁouyr l'homme, tout
eﬆant faiﾞct pour luy.   Pourquoy
nous en pouuons vﬆer auec aﾞctions
de graces a celuy qui nous a faiﾞct
tant de bien.   I'adiouﬆe que les
recreations qui ont eﬆé inuentées
pour diuertir l'eſprit de l'homme
de ſon ennuy , & pour ſoulager
le corps d'iceluy en ſes trauaux ,
comme ſont les honneﬆes exercices du corps.   Exemple, courir,
ſauter , la chaſſe, monter à cheual,
tirer de l'arc, ioüer à la paume, Le
ſpeﾞctacle des exercices ſuſdiﾞcts,
La muſique, ieu deſchez, &c. peuuent eﬆre employez en toute franchiſe, pourueu que ce ſoit ſans perte de temps, & qu'on n'en faſſe vn
meﬆier exprés au lieu d'vne recreation.

Maintenant on peut deman-
der comme quoy nous deuons vſer
de ieux ou il y à du hazard.   A
quoy ie reſpons, que les ieux qui
dependent entierement du hazard,
qu'on appelle communement ieux
du ſort , ne doiuent aucunement
eﬆre en vſage parmy les gens de

bien : car le fort a efté inftitué non
pas pour en vfer au ieu, mais pour
vuider les affaires ferieufes , lefquelles! on ne peut fi commo-
dement terminer par vne autre
voye, comme à partager vn bien :
d'où le partage efcheu à quelqu'vn
par fort, s'appelle fon fort & lot,
& quand le partage luy eft efcheu
on dit que fon fort luy eft tombé,
ainfi Dauid difoit que fon fort luy
eftoit tombé en vn beau lieu. De
plus, puis que le fort eft ordonné
pour terminer vne affaire douteufe,
qu'on ne fçauroit fi bien vuider
autrement : on ne doit pas expo-
fer au fort le biē dont le Seigneur
de tous biés nous a rendu legitimes
poffeffeurs : D'où c'eft que nous
voyons par les loix de tous peuples, eftre deffendu d'acquerir aucune chofe par cefte voye : & ainfi
les loix ne permettent pas les pour-
fuittes pour debtes contractees en
cette façon, parcequ'on a toufiours
tenu cefte voye d'arquerir deshō-
nefte & illegitime. Tout cecy
n'empefche pas qu'on ne fe puiffe

recreer à beaucoup de ieux où il y
a du hazard, car quoy qu'il y ait
du hazard en certains ieux, on ne
peut pas dire qu'ils dependét pourtant du fort proprement, d'autant
que le fort eſt tout à faict h rs de
noſtre puiſſance, ce qui ne ſe peut
pas dire des ieux qui dependenr
beaucoup de l'induſtrie & de l'a-
dreſſe de ceux qui s'y exercent &
ioüent, par laquelle ils corrigent
le plus ſouuent les deffauts qu'il
y pourroit auoir du hazard.

Apres on demande touchant
la danſe, ſi on en peut vſer legiti-
mement. Ie reſpons, puis que
danſer n'eſt que ſauter ou marcher,
Reprenez la choſe en ſon origine,
Ie ne voy pas pourquoy la danſe
ſoit mauuaiſe, d'autant que le ſaut
& la demarche n'ont en ſoy aucun
mauuaiſtié, eſtans entierement na-
turels: l'art & le ſoin qui diſtingue
la danſe d'auec le ſaut & la demarche naturelle, n'adiouſte aucune
mauuaiſtié à la choſe, voire nous
voyons que la danſe a eſté em-
ployee des plus anciens pour ex-
primer

primer, non seulement en particulier, mais aussi en presence de plusieurs leur liesse, & se resiouyr ainsi que tesmoignent non seulement
les escrits des anciens Payens, mais
aussi les escrits saincts, selon laquelle coustume d'expression de liesse
& resiouyssance nous lisons que
Moyse, Aaron & Marie leur sœur,
& quelques siecles apres eux Dauid, dansoient en signe de liesse &
resiouyssance, mesme deuant le
Tabernacle, seau pour lors de la
presence de l'Eternel, auec hym-
nes & chansons à la louange de
Dieu.   Ie sçay que la corruption
& l'abus qui se sont glissez en cette recreation de la danse, a occa-
sionné plusieurs gens de bien depuis maints siecles, & à present à
s'escrier contre la danse, voire
quelques-vns sont venus à ce point
d'appeller le bal vn cercle dont le
centre est le Diable, & la circon-
ference des personnes lasciues &
impies, Mais à prendre l'affaire
au fonds, pour la corruption qui
peu à peu suit ou accompagne la

L

chofe; Il ne faut pas quant & quant
blafmer ou prohiber la chofe comme mauuaife en foy, ains mettre
à part la corruption, & tafcher d'y
remedier, ramenant la chofe à fon
premier poinct, pluftoft que de
faire comme celuy qui fit couper
les vignes à caufe que fon peuple
s'enyuroit du vin. Mais on dit que

Object.　la danfe eft vne chofe dont on fe
pourroit paffer aifément, pourquoy
il vaudroit beaucoup mieux la prohiber tout à faict que de voir tant
de corruption qui la fuit. A cela

Refp.　ie refpons, que vrayement on fe
peut paffer de la danfe comme de
beaucoup d'autres chofes qu'on
practique pour le contentement
de cette vie, & fi on vouloit retrancher tous les diuertiffements de la
vie à caufe du mal qui s'y fourre, on
ofteroit aux humains vne grande
partie de recreations de cette vie
ennuyeufe : car par tout il y a du
mal. Pour exemple, le difcours
mefme qui fe fait en la conuerfation eft fouuent taché de mefdifan-
ce, menfonge, iurememens le-

gers afin de ne rien dire des paroles oiseuses, si pour cela on deffendoit la conuersation aux humains, qu'elle rigueur seroit-ce.   Que diray-ie de la Musique qu'on employe souuent aux ordures salles par la mauuaistié de quelques hommes : & pour cela osteroit-on tout à fait l'vsage de la Musique, non non, & puis qu'on permet nonobstant la corruption qui la suit, vne chose qui n'est pas mauuaise en soy. Pourquoy non vne autre de mesme nature : En vn mot il faut distinguer entre la chose & la corruption qui la suit, laquelle il faudra retrancher laissant la chose mesme, & non la prohiber, comme font ces inconsiderez zelez Reformateurs qui à cause des abus qui se commettent dans quelques temples destinez au pur seruice diuin, iettent en bas les temples contre la practique du Seigneur qui chassoit hors du temple les vendeurs & les achepteurs, sans parler de ruiner les temples mesme.

Que dirons nous de la Comedie

& de la Tragedie qui sõt blâmés par
les plus zelez, parce que diſent-ils
les vices y ſont repreſentez. Nous
reſpondons que la Comedie & la
Tragedie ne ſont autre choſe que
Satyres qui mettent en auant les
vices des hommes en vne certaine
maniere, & ainſi les blaſment: car
on peut blaſmer non ſeulement
en diſcours ſerieux, mais auſſi
en riant: Ie ne veux pas pourtant
excuſer la corruption qui ſe trouue
dans la Comedie, voire ie l'aduoüe
eſtre venuë à vn tel poinƈt qu'en
pluſieurs pays depuis pluſieurs ſie-
cles, les Aƈteurs de Comedies ont
eſté reputez pour gens infames &
ſans honneur, mais parmy les
peuples plus moderes: On ſçait
tres-bien diſtinguer la Comedie
d'auec la corruption qui s'eſtoit
attaché, & conſeruant la Comedie en retrancher le mal, & quand
le vice y eſt nommé, c'eſt pour
le blaſmer tacitement) en vne
perſonne feinte: Pour faire bref,
aux ieux du hazard, à la dãſe & à la
Comedie en oſtant les abus, on ſe

pent recréer comme aux autres
recreations qui ne font pas mauuaifes d'elles - mefmes , pourueu
qu'on en vfe fobrement fans perte de temps & de biens , fans cha-
grin d'efprit & peine du corps. En
ce lieu i'adioufte à ce que i'ay dit
cy-deffus, qu'il faut feparer la chofe d'auec l'abus qui la fuit, & l'en
retranchant prendre l'vfage legitime de la chofe mefme , neantmoins ie dis que fi la recreation eft
tellement corrompuë que le mal
eftouffe le bien qu'il y pourroit a-
uoir , qu'il la faut tout à fait ofter,
ainfi nous voyons en quelques endroits ou les abus de la Comedie
font retranchez , la Comedie de-
meurant en vfage, que les farces
font delaiffees , à caufe qu'on y a
veu la corruption faire perdre biẽ
tout l'aduantage qu'il y pourroit
auoir.   En fin ie dis qu'il fe faut
bien donner garde de fe recreer
aux chofes tout à faict mauuaifes,
comme de fe mocquer ou ioüer
du pauure, de l'aueugle ,de l'im-
potẽt,de l'idiot,&c.Auant de con-

clure ce propos de l'vsage des choses, l'adioufte qu'il ne faut pas s'abftenir feulement des chofes qui font mauuaifes en elles mefme, mais parfois aufſi deuons nous abſtenir des chofes licites , par la permiſſion de Dieu, pour l'obeyſſance que nous portons aux loix humaines, vtiles & profitables qui reiglent l'vsage des chofes en elles licites pouſ le bien public & pour la charité à caufe de noftre prochain, qui pourra eftre ignorant par fimple ignorance , mais fi le prochain eft opiniaftre, fa malice ne doit pas empefcher noftre liberté. Par exemple, d'abftenir de certaines viandes pour certains iours (encores que Dieu nous en permette l'vfage sãs diftinctiõ) par obeyſſance aux loix du pays , & pour la charité enuers le prochain foible, qui n'eftant pas inftruict, fe donne beaucoup de fcrupule pour vn defir qu'il a de bien faire.

CHAP. XIII.

De la certitude du salut, quelques textes de l'Escriture apportez, de la presomption, marques de la certitude vraye, marques de la presomption, du conflict entre sathan & l'homme.

NOvs auons veu cy-deſſus que la conſcience regeneree eſt accompagnee d'vne liberté, par laquelle celuy qui l'a, peut franchement vſer les choſes de ce monde ſans aucun ſcrupule. Maintenant i'adiouſte que la conſcience regeneree pour compagne a auſſi la certitude du ſalut, par laquelle ie n'entends pas ceſte aſſeurance generale de la verité des choſes qui ſont eſcrites aux ſainɛts Eſcrits pour conſoler les vns par promeſſes du ſalut en Chriſt ; & pour monſtrer la Iuſtice de Dieu en pu-

niſſant les autres: non plus entens
ie par ceſte certitude vne aſſeurance vacillante fondee ſur des pro-
babilitez & coniectures, de laquelle le fidele ſe doit contenter, comme quelques vns veulent mal à
propos: Mais par la certitude du
ſalut i'entends cette plerophorie
ou aſſeurance pleniere, par laquelle chaque fidele s'applique les
promeſſes de la remiſſion de ſes
pechez & de la vie eternelle, auec
vne vraye & viue foy ſe manife-
ſtante par bonnes œuures, ſans
leſquelles quiconque s'imagine
d'auoir la foy, ſe trompe tout à
faict, & ſe promet pour neant
d'aller au Ciel, pendant que ſes vices le traiſnent à l'Enfer. Ie dis
donc que chaque fidele eſt obligé
en conſcience d'eſtre certain en
ſoy meſme de ſon propre ſalut,
ſans pourtant s'en vanter en aucune maniere ou le proclamer. L'o-
racle de la verité infaillible nous
enſeigne cette doctrine que nous
venons de propoſer, car quoy qu'il
ne die pas ceſtuy-cy ou ceſtuy-là

sera sauué : toutesfois il nous donne cette maxime generale, quiconque croit en Christ sera sauué sans
faillir, laquelle maxime chacun se
doit appliquer s'il veut estre sauué :
comme l'oracle ordonne à chacun
de croire en Dieu, ainsi nous en-
seigne-il chacun de croire en luy
à salut.   Mais pour plus grande
confirmation de nostre dire, nous
apporterons quelques textes de
l'Escriture. Genes. 49. 58. I'ay at-
tendu a ton salut, ô Seigneur, dit
Iacob prest à mourir. Psal. 17. Ie
verray ta face en Iustice, & seray
rassasié de ta ressemblance. Psal.
49. Dieu racheptera mon ame de
la puissance de la mort, quand il
me prendra a soy, sainct Iean 3. 6.
Quiconque croit en Christ ne pe-
rira point, mais aura la vie eternelle. Sainct Iean 1, 5. 10. qui croit
au fils de Dieu, a le tesmoignage
de Dieu en soy. Rom. 8. 37. 38.
Ie suis asseuré que ny mort, ny vie,
ny Anges, ny principautez, ny
puissances, ny choses presentes,
ny choses à venir, ny hautesse, ny

profondeur, ny aucune autre creature, ne nous pourra separer de la
dilection de Dieo en Christ. Pour
faire court, Ie laisse plusieurs
textes de la saincte Escriture que ie
pourrois alleguer à ce propos : Et
dis en vn mot comme chacun en
particulier participe & doit participer pour soy les Sacrements de
l'Eglise Chrestienne, qui sont les
seaux des promesses, de Dieu con-
tenuës dans l'Escriture : Ainsi chacun doit s'approprier & s'appliquer les promesses mesme qui sont
seclees par les Sacremens.

Mais puis qu'il y a des gens qui
obiectent contre cette doctrine:
Voyons ce qu'ils ont à dire. En
premier lieu, on demãde comment
vn homme peut - il estre certain
qu'il à la vraye foy. Ie responds
que la vraye foy quelqae petite
qu'elle soit, se faict cognoistre par
l'amour de Dieu, & par la charité enuers le prochain, celuy qui craint
Dieu tasche de luy plaire, c'est à
dire, à faire ce qui est selon sa volonté. Or nous apprenons ce

qui est plaisant à Dieu, & con-
orme à sa volonté par les saincts
escrits, par lesquels il nous a voulu declarer sa volonté : Pourquoy
il est tres requis que nous nous
aduancions en la cognoissance des
saincts escrits, ce que nous faisons
par la lecture & ouye d'iceux, non
pas pour deuenir par curiosité plus
sçauans, mais pour y apprende ce
que Dieu requiert de nous; Celuy
qui aime son prochain faict enuers
luy comme il voudroit qu'on fit à
luy mesme en toute raison & equi-
té. Apres ils alleguent quelques
textes de ces saincts escrits. Exemple, Iob 9. 6. 21. Quand mesme ie
serois parfaict, toutesfois ie ne co-
gnoistrois pas mon ame, & mes-
priserois ma vie, selon l'original ou
bien selon la vulgate : quand mesme ie serois simple mon ame l'i-
gnorera. Plus, 28. Ie suis estonné
de toutes mes douleurs, ie sçay que
tu ne me tiendras point innocent.
comme il est aussi selon l'original
ou bien selon la vulgate, ie reco-
gnois toutes mes œuures, sçachant

que tu n'efpargneras point le pecheur. A quoy ie dis qu'en ces
textes Iob a intenticn de refpondre
à Bildad qui eftimoit moins que
rien fa Iuftice, voire fon ame &
fa vie mefme deuant Dieu, quand
mefme il feroit iufte deuant les
hommes, comme chacun peut voir
qui voudra prendre la peine de lire les 8. & 9. chapitres entiers de
Iob.

Ils alleguent auffi ce texte 1.
chap. de l'Ecclefiaftiq. nul homme
fçait l'amour, ny la haine par toutes les chofes qui font deuant luy:
aiinfi qu'il eft felõ l'original ou felõ
la vulgate: L'homme ne fçait s'il
eft digne d'amour ou de haine, &c.
c'eft à dire, par les chofes du monde, nul ne doit iuger ny de l'amour
ny de la haine de Dieu enuers luy,
car les mefmes accidents arriuent
tant aux bons qu'aux mefchants.
Quant au texte 1. Corinth. 4. 34.
L'Apoftre en ce lieu parle de fon
Apoftolat comme il appert par la
teneur de l'Epiftre, Il refufe donc
de fe iuger en fa charge, laiffant à

Dieu de iuger entre son Ministere & celuy des faux Apostres, quoy qu'il ne se sentit coulpable d'aucun deffaut en sa charge, toutesfois il refuse de se prononcer iustifié. L'Apostre dit ie ne me iustifie pas moy mesme, ie ne me sens coulpable en rien, mais pour cela ie ne me suis pas iustifié.

Maintenant il faut adiouster quoy que le fidele soit asseuré de son salut, neantmoins il doit tousiours craindre, d'où il est escrit Prouerb. 20. 14. Heureux est celuy qui est tousiours craintif. Rom. 7. 20. Toy qui és debout par foy ne t'esleue point par orgueil, mais crains. Psal. 2. vers. 12. Employez vous à voster propre salut auec crainte & tremblement. Psal. 2. Seruez à Dieu auec reuerence, & menez ioye auec crainte. Il faut sçauoir qu'en tous ces lieux & leur semblables les saincts Escriuains n'entendent pas la crainte de seruitude ou de defiance d'auoir pardon en recognoissant sa faute, apres s'estre laissé cheoir à quelque vi-

ce par imbecilité ou par ignorance,
ains cette crainte tant recomman-
dee aux enfans de Dieu, laquelle
pour cét effet est apellee crainte filiale, qui est la crainte d'offéser par
amour respectueux, cette crainte
est dicte le commencement de sagesse. Or pour esmouuoir cette
certitude de salut en nous, le sainct
Esprit employe au dedans de nous
vne operation efficacieuse, par laquelle il esclaire nos entendemens
de sa diuine lumiere, nous faisant
cognoistre l'estat duquel nous sommes decheus, l'estat dans lequel
nous sommes à cause du peché:
Ensemble l'estat auquel nous sommes appellez par Dieu le Pere en
Christ : & quant & quant il flef-
chit nos volontez pour les conformer à la sienne, au dehors il employe le ministere de son Euangile
comme d'vn instrument propre à
faire cette œuure en nous. Le
procedé ordinaire dont se sert le
sainct Esprit pour parfaire ceste
œuure est tel. En premier lieu,
dans l'Euangile il nous annonce

les promesses de salut communes
à tous hommes en general. En
second lieu, par l'operation interieure le sainct Esprit applique les
promesses generales de l'Euangile
en particulier. v. g. à Dauid, apres
le particulier, à sçauoir Dauid, par
la main de la foy embrasse les promesses de l'Euangile qui luy sont
appliquees par l'operation interieure du sainct Esprit. Exemple
de ce procedé, Voicy dans l'Euangile il est dit, quiconque croit en
Christ, doit estre asseuré de son
salut, Suruint le dictat du sainct
Esprit au dedans, qui faict dire
à Dauid, moy Dauid ie croy en
Christ : Apres Dauid par vne viue
foy empoignant cette promesse
generale de l'Euangile se l'applique
par operation interieure du sainct
Esprit : Ie suis doncques asseuré
de mon salut. Autrement ce pro-
cedè est conceu plus briefuement:
ainsi Dieu dit dans l'Euangile quiconque croit en Christ doit estre
asseuré de son salut : Adiouste
Dauid ie m'asseure donc de mon

salut puis que ie croy en Chriſt.
Selon cette ſeconde maniere de ce
procedé, nous diſons à l'ordinaire
que le particulier v. 9. Dauid s'applique les promeſſes de l'Euangile,
ainſi on prend les deux dernieres o-
perations de l'œuure de la certitude de noſtre ſalut pour vne.

Mais en ce lieu on peut dire
qu'il n'ya rien ſi aiſé au monde que
de ſe tromper en ſa conſcience :
car comme il eſt eſcrit en Ieremie
chap. 17. 9. Le cœur de l'homme
eſt plein de tromperie par deſſus
toutes choſes , & deſeſperément
meſchant, qui le pourra cognoiſtre,
voire l'exemple de ſainct Pierre
nous enſeigne aſſez ce ſemble qu'õ
ne ſe peut aſſeurer, d'autant que
ſainct Pierre qui eſtoit vn Apoſtre
ſi eminent, apres auoir aſſeuré qu'il
eſtoit preſt à mourir pour Chriſt,
il le renia publiquement par trois
fois.   Ie reſponds qu'en ce premier texte, qui eſt de Ieremie : Il
parle du cœur de l'homme non re-
generé, lequel combien qu'il ſoit
incogneu aux hommes, toutesfois
Dieu

Dieu le cognoist, ainsi qu'il appert au verset suiuant, sçauoir le 10. Quant à sainct Pierre, ie dis quoy qu'il fut tres eminent entre les Apostres, & encores qu'il eust si dignement confessé Christ, que le Seigneur oyant sa confession, luy dit, sur cette Pierre à sçauoir Christ qui d'aucuns est appellee la pierre du coin, Ainsi confessé il bastiroit son Eglise : neantmoins, dis-ie, S. Pierre estoit encores apprentif en la cognoissance de la foy, comme l'euenement nous tesmoigne assez, Pourquoy par ignorance de foy mesme il se laissa aller à vne confiance pleine de presomption.

Mais il est necessaire en ce lieu pour la conscience des gens de bien, & pour descouurir l'hypocrisie des meschants de donner quelques marques, par lesquelles on puisse aisement discerner entre la vaine presomption qui naist en nous, & l'asseurance vraye d'vne bonne conscience qui nous est dōnée apres gratuitement de Dieu.

M

En premier lieu, Ie dis que celuy qui a la vraye asseurance s'estudie d'vn ferme & non feint propos, auec vn pareil essay de ne pecher plus en aucune chose: mais en tout plaire à Dieu & executer sa volonté, faisant ainsi il est dit auoir la Iustice d'vne bonne conscience selon ce qui est escrit Hebr. 1. 18. Nous nous asseurons que nous auons vne bonne conscience desirans de conuerser hônestement en toutes choses Act. 24. 16. Ie mets peine d'auoir tousiours la consciēce bonne sans reproche deuant Dieu, & deuant les hommes. Ce dernier texte nous enseigne qu'il n'est pas possible qu'on puisse s'estudier à complaire à Dieu, si on ne se garde quant & quant de déplaire aux hommes sages en Dieu.

Celuy qui s'estudie à faire la volonté de Dieu, s'estudie au prealable de cognoistre sa volonté, ou ce qu'il requiert de nous, qui est depuis plusieurs siecles contenu aux escrits saincts, qui s'appellent ordinairement la parole de Dieu, la saincte Escriture, laquelle il oyt & medite en toute modestie & submission, Car par l'ouye de la parole comme par vne voye ordinaire Dieu engendre en nous vne v…ue foy. De plus, il participe aux Sacrements auec respect & bien-seance, qui sont comme les seaux de nostre patente pleine de promesses escrites dans l'Euangile; En outre il prie Dieu soigneusement leuant son cœur vers luy, pour luy remercier des biens receus: & luy demander la continuation de ses graces par l'entremise du Seigneur Iesus, apres il renonce au monde & à soy-mesme, c'est à dire, il rameine soy mesme & les choses du monde qui sont sous nostre puissance à leur droit vsage, & à la vraye fin à quoy Dieu les ordóne, ce que nous sçauons par sa parole.

Item, il faut faire cognoistre & declarer aux hómes qu'il est enfant de Dieu par sa vie pleine de modestie & abondante en charité: Et parce qu'il vacille parfois estant

attaqué par le Monde, Sathan, &
fa propre chair, Il s'addreſſe à
Dieu, & luy dit, ie croy Seigneur,
ſubuien à mon incredulité. Enfin
celuy qui a les marques ſuſdites a
le teſmoignage d'vne bonne foy
en ſoy, qui le certifie en particulier qu'il eſt enfant de Dieu ordonné à la vie eternelle, comme il appert par ces textes Rom. L'Eſprit
de Dieu rend teſmoignage enſem-
ble auec noſtre eſprit, que nous
ſommes enfans de Dieu Epſ. 5. qui
croit au Fils de Dieu a le teſmoignage en ſoy-meſme. Rom. 5.1,
eſtans iuſtifiez par foy nous auons
paix enuers Dieu ; Il ne faut pas
doncques vne reuelation d'vn eſprit particulier, pour aſſeurer
l'homme de bien, de ſon ſalut.

Au contraire l'homme qui ne
fait aucun cas d'offenſer Dieu,
voire qui neglige de faire la volonté de Dieu de cœur & ſincerement, & en ſuitte ne ſe ſoucie gueres à faire du mal à vn autre homme, moins a l'aimer comme ſoy-
meſme ſelon Dieu. Item, & qui

eſt nonchalant à s'enquerir de ſa
volonté qui ſe trouue manifeſtee
en ſa parole eſcrite, où il peut apprendre ce qu'il doit à Dieu & aux
hommes.   Aptes, celuy qui meſ-
priſe à participer les Sacremens ordonnez de Dieu, ptactiquez en l'E-
gliſe, & n'eſt pas ſoigneux de prier
Dieu affectueuſement   quelque
perſuaſion qu'vn tel homme ſe
donne, ſans heſitation de l'aſſeurance de ſon ſalut: Ie dis qu'il n'a
autre choſe qu'vne mere preſom-
ption , quoy qu'il faſſe ſemblant
exterieurement de vouloir ſeruir
Dieu & faire du bien aux hommes,
entant que ſon obeyſſance à Dieu
n'eſtant pas de cœur & ſincere,
n'eſt que fauſſe & imaginaire, &
par conſequent de nulle force,
voire elle eſt deplaiſante à l'Eternel, qui requiert le cœur non feint
& l'obeyſſance entiere, car Dieu
n'entre point en partage , il veut
tout ou rien, Pourquoy ceux qui
teſmoignent du zele au ſeruice de
Dieu en certaines choſes, & laſ-
chant la bride à leurs deſirs deſ-

reiglez en d'autres chôses, sont en
vn dāgereux estat : car ils apprē-
dron t à leur perte qu'au temps de
destresse & à l'heure de la mort,
que leur presumption qnoy que
ferme, les quittera & les abandon-
nera à là rigueur de la Iustice de
Dieu ordonnee contre les meschants.

Auant de conclure le propos
de la bonne conscience ; Il faut
noter, encores que la conscience
regenerée excuse celuy qui l'a, enuers Dieu, & le rend certain de sa
Iustice deuant son Iuge Souuerain
auec vn desir de luy complaire par
tout le cours de sa vie, toutesfois
elle ne laisse pas d'accuser l'homme deuant Dieu, pour quelques
fautes particulieres qui luy eschap-
pent, & pour les deffauts qui se
rencontrent mesme en ses meil-
leures actions, d'autant que nostre
regeneration n'est icy que com-
mencée pour estre consommée au
Ciel. De ces fautes par infirmi-
té & defauts, Sathan comme aduersaire rusé & malicieux pour

supplanter ceux à qui il en veut, prend occasion à faire le conflict dont il combat les enfans de Dieu qui se faict de plus prés en cette maniere: Sathan commençant dit O tres-miserable homme, tu és vn grand pecheur, & par conse-quent hay de Dieu: L'homme res-pond, il est vray que ie suis pecheur tres-grand, mais ie suis asseuré que Christ a satisfait pleinement pour mes pechez par sa mort, Sathan presse encores que Christ soit mort pour tes pechez, toutesfois tu ne sçaurois aller au Ciel, d'au-tant que tu n'as iamais accõply la loy: L'homme resplique, il est vray que ie n'ay point accomply la loy, mais Christ l'a accõplie pour moy: Sathan poursuit, la Iustice de Christ comment te pourra elle pro-fiter, d'autant qu'elle n'est pas tienne? L'homme resiste disant, mais ie la fais mienne en me l'ap-pliquant par vne vraye & viue foy: Sathan demande, comment sçais tu que tu as vne vraye foy: L'hom-me respond, parce que ie la desire

d'vn defir ardent & d'vn cœur non
feint, car Dieu repute le vouloir
pour le faict: Sathan perfiftant dit
ains comment fçais-tu que tu defi-
res d'vn cœur non feint auoir la
foy, puis que le cœur de l'homme
eft fort caché? L'homme luy ferme la bouche difant, parce que
fans feintife ie defire de croire en
Chrift, & tafche de luy complaire
en tout comme ma confcience me
rend tefmoignage. En ce dernier
poinct gift le triomphe de l'homme fur Sathan: ainfi tu vois que la
bonne confcience non feulement
excufe l'homme deuant Dieu comme nous auons dit cy-deffus, & de-
fend fa caufe contre tous fes enne-
mys, voire contre fathan le premier
& principal ennemy.

CHAP.

CHAP. XIIII.

De la mauuaise conscience, &
ses especes, comme la veille,
trouble, l'endormie, lethargi-
que, morte, &c.

SVIT que nous parlions de la
seconde espece de la conscience, qui est la mauuaise, ainsi dicte
parce qu'elle nous accuse deuant
Dieu, & nous condamne si puis-
samment qu'elle nous fait craindre
la presence de Dieu, & nous enfuir
comme de vostre ennemy mortel,
ainsi faisoient nos premiers parens
ayans peché; En suitte, elle nous
apporte des maux, ennuys, follici-
tudes & miseres: La mauuaise conscience icy descrite est ainsi nom-
mée à cause des effects qu'elle pro-
duict en nous, & non pas à cause
de cette corruption que nous tirós
de nostre premier pere, d'ont la
conscience de chacun venant au

N

monde est infectee, comme du peché originel , la conscience de chacun , dis-ie, excepté celle de celuy
qui fut conceu par le sainct Esprit
sans pechè , i'entens le fils de Dieu
noftre Seigneur Iesus - Chrift ,
qui se fit semblable à nous en tout
hormis peché, de qui la procreatiō
eft toute autre que l'ordinaire, e-
ftant d'vne pure Vierge, sans con-
ionction de masle , mais de cecy
ailleurs.

Or quoy que nous ayons mis
en la description susdite que la
mauuaise conscience accuse, tou-
tes-fois en quelques-vns elle eft
tellement endormie, voire assou-
pie qu'elle accuse peu ou point
pour vn certain temps, le pecheur
de son forfaict : d'où elle est dicte
morte & enseuelie , par maniere de
parler.

Or cherchant les occasions de
cét endormissement de la conscience : I'en trouue deux principales,
La premiere eft l'obscurcissement
qui eft en l'entendement de l'homme , en tel degré qu'il ne peut

voir le mal qu'il a : En cét estat est la conscience non seulemeut de ceux qui sont fols, phrenetiques, enragez, &c. pour long-temps, mais aussi de tout homme, qui se laisse emporter au torrent des affections & passions desreiglees, cõme de l'ire, l'ambition, l'auarice, des amours, &c. qui aueuglent en telle façon le iugement de l'homme, qu'il ne voye goutte, & par ainsi la conscience est empeschée d'accuser comme elle deuroit.

La seconde occasion que ie trouue de l'endormissement de la conscience en plusieurs hommes, qui, quoy qu'ils soient exempts des inconuenieus dont nous venons de parler, est l'ignorance de la volonté de Dieu, laquelle ignorance est suiuie par l'erreur de la raison, qui endort tellement la conscience, qu'elle ne sonne mot, là où elle deuroit parler haut contre le vice: Ainsi nous trouuons des degrez de cét assoupissement selon les degrez d'ignorance de la volonté de Dieu. Exemple, entre les hommes, le

dis que cét endormissement est en
vn plus haut degré, parmy les
Payens, à cause de leur excessiue
ignorance de la volonté de Dieu:
d'où ils commettent des abomina-
tions, voire contre la nature, sans
que la conscience s'en esmeuue.
Les Iuifs & Mahumetans à cause
de cette mesme ignorance de la
volonté de Dieu, quoy que moindre que celle des Payens, commettent beaucoup de pechez enormes
sansque leurs consciences en soient
touchées.

En troisiesme lieu, entre les
Chrestiens ceux ausquels la lumiere de la parole de Dieu est comme
cachee, commettent beaucoup de
pechez enormes, sans que leur
conscience en soit esmeuë, voire
entre les Chrestiens qui ont la lumiere de la parole de Dieu luisan-
re; Il y en a qui commettent beaucoup d'horreur, voire qui font me-
stier d'iniquité, sans sentir l'aiguil-
lon de la conscience, parce qu'ils
ne s'estudient pas à s'aduancer en
la cognoissance de la volonté de

Dieu, quoy que publiee clairemēt
parmy eux en ſa parole? Maintenant ie dis qu'on regarde ſur tous
les habitans de la terre, & ſans
doute on trouuera que ceux qui
ont moins de cognoiſſance de la
volonté de Dieu, font du mal auec
moins de reſiſtance.

  Icy on peut dire que le Diable *Objeĉt.*
comme pluſieurs meſchans hom-
mes ſçauent la volonté de Dieu &
ne la font point.   A quoy ie reſ- *Reſp.*
ponds que vrayement les Diables
& les meſchans ſçauent beaucoup
plus de bien qu'ils ne font, voire
ils ſçauent la volonté de Dieu en
general, mais eſtans emportez par
le torrent des affeĉtions & paſſions
deſreiglee, d'ambition d'enuie, &c.
ils ont le iugement tellement aueuglé, qu'ils ne peuuent ſçauoir
comme quoy il faut faire le bien &
fuir le mal.   De plus, quelques
ſçauants qu'ils ſoient, ils ne ſçauent pas clairement la volonté de
Dieu, d'autant qu'ils ignorent que
Dieu les aime vrayement & gratuitement ſans y eſtre obligé; car

s'il le fçauoient, fans doute ils fe garderoient de faire aucune chofe qu'ils iugeroient luy eftre déplaifante. En fin s'ils voyoient au fonds la volonté de Dieu ou le bien qui eft vne mefme chofe, d'autant elle eft la reigle de tout bien, fans doute ils la feroient & l'embrafferoient fi puiffante, eft l'amour de vray bien eft vne fois cogneu.

La confcience mauuaife endormie qui ne fe reueille pas, finon au temps de quelque griefue maladie, ou de quelqu'autre grande affliction: & cela pour des enormes & horribles mefchancetez, fe nomme communément lethargique; car elle eft vrayement en vne lethargie fpirituelle : telle eft la confcience de plufieurs miferables qui quoy qu'ils viuent aux lieux ou la volonté de Dieu eft publiquement declaree, neantmoins ils font accroire qu'ils s'acquittent bien de leur deuoir enuers Dieu & enuers les hommes, s'ils fe gardent de pechez qui leur caufent de la peine ou de la honte deuant les hommes.

Quant aux autres pechez ils les commetent sans scrupule quelques griefs qu'ils soient.

Apres la conscience endormie en quelque sens est dicte quasi morte, ayant perdu tout sentiment comme vne partie du corps qui a souffert le cautere : d'où la conscience ainsi endormie est nommee cauterisee, n'accusant point l'homme quelque horrible peché qu'il commette. La conscience endormie iusques a ce degré se trouue en peu d'hommes, car quoy que l'entendement de l'homme soit grandement aueuglé, & sa volōté fort deprauee depuis la cheute d'Adam : toutesfois il reste encore quelque estincelle de cette lumiere premiere, pour nous faire discerner de plus prés le bien d'auec ce qui est extremement mal. Or la corruption dans laquelle naissent les hommes, donne le commencement à la mauuaistié de la conscience, qui estant entretenuë & accreuë par mauuaise nourriture, & la hantise des meschants, ainsi

peu à peu prenant vne couſtume
peruerſe eſteint la lumiere de la
nature:d'où l'entendement deuient
aueugle tellement qu'il iuge le
bien eſtre mal , & le mal eſtre bien:
Et la volonté deuient tellement
peruerſe , que d'vn grand deſir elle
ſe porte à commettre toute ſorte
d'impureté. La conſcience endormie encores que pour le preſent
elle laiſſe l'homme en quelque repos , tenant caché ſon liure de
comptes , toutesfois vn iour pour
le moins au dernier & grand Iour
elle ouurira le meſme regiſtre,
qu'elle auoit tenu pour ſi long-
temps clos , & ayant compté en la
preſence du Souuerain Iuge chaque peché pat le menu , ſans en
laiſſer eſchaper vn ſeul,prononcera
ſentence de damnation contre le
meſchant.

La mauuaiſe conſcience eſtant
vne fois eſueillée, parfois elle ac-
cuſe l'homme pour auoir mal fait;
Vous en auez vn exemple aux freres de Ioſeph apres vn long endor-
miſſemēt,ſi ainſi en accuſāt la cōſ-

cience presse fort, elle est dite estre
blessee & troublée du trouble de la
conscience : Dieu se sert quelques
fois comme d'vne preparation
pour tirer l'homme au throsne de
grace.   Il arriue aussi parfois que
la conscience mauuaise accuse l'hô-
me pour auoir manqué à faire ce
qui en soy est mauuais, estant mal
instruite.   Exemple, la conscience
d'vn idolatre l'accuse d'auoir manqué s'estre encline vers l'idole pour
l'honorer, à quoy il se croit estre
obligé estant ignorant de la volonté de Dieu, qui nous deffend de le
faire par vn commandement exprés   De mesme il arriue quel-
quesfois que la conscience mauuaise excuse l'homme quand il faict
mal, parce qu'il pense bien faire,
ne sçachant pas mieux, estant mal
instruict.   Exemple de cecy vous
auez eu ceux de qui le Seigneur luy
mesme dit parlant à ses Disciples,
ils penseront faire seruice à Dieu,
quand ils vous mettront à mort.
Qui plus est, il arriue que la conscience parfois excuse l'homme

pour auoir faict quelque espece de
bien. Pour exemple, d'auoir donné quelque chose au souffreteux,
& neantmoins elle ne laisse pas
d'estre en effect mauuaise, à sçauoir és meschants, car la bonne
action que les meschants font à
exactement parler, n'est bonne
vrayement, ains seulement en
partie, d'autant qu'elle ne procede
pas de l'amour qu'ils portent à
Dieu, ny de la cognoissance qu'ils
ont de sa volonté, beaucoup moins
est elle pour la gloire de Dieu, lesquelles choses rendent nos actions
bonnes; Pourquoy vrayemét elles
y manquent, nos actions ne peuuét
estre censées vrayement bonnes :
D'où par quelques vns les meilleu-
res actions des hommes si les choses susdites manquent sont nom-
mées des pechez luisants & vices
splendides.

A cét heure nous auons parlé assez pour nostre intentió en general
& en particulier des especes de la
conscience qui ne s'arreste pas à
l'exterieur, mais passant outre re-

garde le dedans de l'homme cogneu à Dieu seul, de qui l'homme
doit attendre loyer, quand mesme
tous les hommes ignoreroient &
mescognoistroient ce qu'il faict.

Mais auãt de conclure ce discours
des especes de la conscience, Il
faut dire vn mot ou deux de cette
espece de la conscience, qui laissant
à Dieu le dedans de l'homme, ne
regarde que l'exterieur veu & cogneu aux autres hommes, c'est
ceste conscience qu'on appelle
communement la conscience morale & ciuile, parce qu'elle regarde les actions externes és mœurs
& en la conuersation ciuile: de cette conscience ont tant parlé les
Philosophes entre les peuples. Or
cette conscience quand elle donne
à l'homme du repos parmy les autres hommes, elle l'exempte de la
crainte & des-honneur, & le fait
esperer mesme quelque loyer sur
l'asseurance d'auoir faict selon le
droict humain, & selon l'honne-
steté : Ains quand elle trauaille
l'homme par la crainte de peine &

des-honneur sur ce qu'il pense a-
uoir failly au droict honeste, & elle
est dite mauuaise: A ce qu'en ce lieu
nous disons de la conscience ciuile
se rapporte l'opinion & la maniere de parler de plusieurs qui
passent sous le nom des enfans de
Dieu, estans du nombre de ceux
parmy lesquels la volonté de Dieu
est exposée manifestement en sa
parole; Ces bonnes gens, dis-ie en
premier lieu pensent garder vne
bonne conscience s'ils ne font tout
ouuertement aux autres hommes:
d'où ils disent coustumierement, ie
suis homme de bien, ie ne fais tort
à personne, ainsi tu serois bon
à fort bon marché, car vn
meurtrier endormy, vn brigand
en prison ne faict tort à personne;
& pour cela ils ne sont pas meilleurs. Mais i'adiouste encores
que tu ne inferez point du mal ouuertement à vn autre homme,
neantmoins tu ne laisses pas luy
faire du tort quand tu ne rends
pas promptement l'aide & l'assi-
stance à ton voisin, à quoy tu es

obligé par la loy de nature, qui e
commande de faire à autruy comme tu voudrois qu'on te fist en raison si tu estois en sa place, & luy
en la tienne.

De plus, il y à quelques-vns
qui pensent garder vne onne
conscience sans blasme s'ii ardent des vices qui apportent plus
de scandale & plus de honte à leur
profession & sexe. Exemple, vn
marchand pense garder sa conscience bonne sans blasme, s'il garde sa parole ou promesse au paye-
ment & remboursement d'argent,
quand mesme il auroit faict ses pa-
ctions auec grande iniquité : de
mesme vne femme pense garder
bonne conscience si elle se garde de
paillardise, quand au reste elle seroit médisante, rapineuse, enuieuse,
&c. Et tout cecy se faict & dict au
grand deshonneur de la profession
des enfans de Dieu, instruicts en sa
volonté.

CHAP. XV.

Les moyens pour acquerir vne bonne conscience, pour la conseruer estant acquise, & pour remedier à ces maux.

AYANT discouru assez ce nous semble selon la brief-té que nous sommes proposé en ce traitté, de la conscience en general, de ses especes & deuoirs. Il nous reste en ce dernier chapitre à voir comment l'homme peut acquerir vne bonne conscience, & l'ayant acquise vne fois, la garder, & si elle est blessée parfois, y, remedier; Mais pour paruenir à ces bonnes fins. En premier lieu, il faudra oster tous les destourbiers qui nous pourroient destourner de nostre bon dessein, ou nous retar-der d'en venir à bout; Or les em-peschemens sont bien au dedans de nous, dont le premier & le principal est l'ignorance de la volonté de Dieu enuers nous, dans laquelle ignorance chacun de nous naist, & elle se continuë en nous si nous ne trauaillons à nostre possible de la chasser par la serieuse & frequente meditation de la volonté de Dieu declarèe en sa parole, qui nous a estè delaissée par les Prophetes, Euangelistes & Apostres, y ioignant vne ardente inuocation du nom de Dieu pour cét effect auec Dauid, disant Seigneur, ouure mes yeux & ie considereray les merueilles de ta loy, Et ainsi il faut s'aduancer de degré en degré en la cognoissance de la volonté de Dieu, c'est à dire, de la loy & de l'Euangile, non seulement en general, mais aussi il faudra descendre aux particuliers enseignemens, & les appliquer à soy, autrement on ne pourroit pas bonnement distinguer le bien d'auec le mal, ny la vertu d'auec le vice: à faute de cette particuliere cognoissance il arriue que souuent les hommes se trompent en mainte façon.   Exemple , plusieurs s'imaginent qu'ils aiment Dieu de tout leur cœur , & leurs prochains comme eux-mesmes , auoir tousjours fait ainsi, & s'y fient sans fondement , n'ayant point cette ardente charité au cœur premierement de Dieu qui le monstre par le pur & spirituel seruice d'iceluy , sans s'arrester à l'acte exterieur [illegible] lire les n[illegible] a parole [illegible]eci- ter quel[illegible] [illegible]ulaire de priere, les Con[illegible] & les articles de la foy [illegible] est vrayement bon mais il faut qu'il procede du cœur , & soit auec application. Secondement , ils n'ont pas enuers les hommes cette charité abondante en toutes bonnes œuures sincerement.

Item , à faute de cette particuliere cognoissance plusieurs commettent beaucoup de choses qu'ils ne feroient pas s'ils estoient plus cognoissans : ainsi plusieurs prennent le nom de Dieu en vain à tout propos sans scrupule pourueu qu'il soit sans mensonge : D'autres s'a-

dreſſent aux Deuins, Magiciens,
Sorciers, Diſeurs de bonne aduan-
ture, Enchanteurs, Charmeurs,
Gueriſſeurs de maladies par paroles
&c. D'autres ſans penſer en mal,
vacquent à leurs affaires & plaiſirs
au temps qu'il faut ſeruir Dieu ſelon ſon ordonnance : contre toutes
leſquelles choſes il y a des commãdemens exprés, en la parole de
Dieu qui leur eſt peu cogneuë. A
cauſe de cette ignorance és choſes
particulieres de la volonté de Dieu:
Qui plus eſt, il y en a qui appellent
le mal bien, & le bien mal. Pour
exemple, ils appellent la Religion
quelque ſimple qu'elle ſoit, vne
affectation de pureté, & au contraire la ſuperſtition, ils nomment
le culte diuin.

Item, ils nomment l'auarice
meſnage, l'orgueil diſent-ils, eſt
vne marque du cœur, comme le
blaſpheme & le parjure d'vn noble
courage. la ſoüilleure de la chair,
galanterie. Pour faire court, il y en
a qui penſent eſtre permis à vn chacun de faire ce qu'il luy ſemble bon

en ſes yeux, de ſa perſonne, & de
ce qu'il l'a.   Maintenant ie dis
pour enuoyer au loing ces erreurs
par trop groſſieres, il n'eſt pas ne-
ceſſaire d'eſtudier les infinis volu-
mes de ceux qu'on nomme communement Caſuiſtes, ny meſme
ſçauoir auec exacte ſcrupuloſité
tous les ſix cens treize preceptes
donnez par Moyſe aux Iſraëlites,
dont il y en a 248. affirmatifs
ſelon le nombre des os au corps
humain, & 365. negatifs ſelon le
nombre des iours de l'an, ainſi
qu'ont remarqué les curieux do-
cteurs parmy les Iuifs; Moins eſt
requis de cognoiſtre les gloſes &
explications de ces preceptes donnez par les Rabins, d'autant que
les liures des Caſuiſtes & les eſcrits
des Rabins ſeruent pluſtoſt à de-
ſtourner les hommes de ſeruir
Dieu, que de les y aduancer par
le denombrement des vices & des
ſcrupules ſuperſtitieux, qu'ils iettent deuant les yeux des plus foibles.   Quant au 613. commandement de Moyſe, Ie dis qu'il y en a
beaucoup de ces preceptes d'vn

vſage particulier parmy le peuple d'Iſraël, pourquoy il n'eſt pas beſoin que chacun les ſcache pour ſeruir Dieu. Item, il y en a qui ont eu leur accompliſſement par la venuë du Seigneur, & rinſi ils ne ſont plus à practique,& par conſequent non neceſſaires.

Pour les autres commandemens qui reſtent, ils ont eſté redigez au petit nombre, à ſçauoir à dix par Dieu meſme, & apres à vn plus petit par les Prophetes ſouuent, comme par Dauid dans ſes Pſeaumes, par Salomon en ſes Prouerbes & l'Eccleſiaſtic. par Michée & Habacuc en leurs Propheties, enfin par le Seigneur luy meſme & par ſes Euangiſtes & Apoſtres aux Eſcrits ſainſts de la nouuelle Alliance : d'où il eſt dict que mon ioug eſt leger par le Seigneur parlant de ſa loy, parce que outre qu'il donne les graces de ſon Eſprit pour flechir nos volontez & affections à l'obeyſſance de ſes cõmandements, il nous a ſoulagé & diſpenſé du fardeau de pluſieurs

ordonnances qui nous preſſoient.
Quant au texte du Deuter.27.16.
où maledictions ſont prononcées
contre celuy qui ne confirme pas
toutes les paroles de la loy pour les
faire, Ie dis que cecy fut dict particulierement pour les Iſraëlites,
qui ne deuoient pas negliger la
moindre ordonnance de la loy:
d'où le Seigneur dit à ceux de ſon
temps qui s'eſtudioient à obſeruer
les petites ordonnances, comme à
à dixmer la menthe, & ne ſe ſou-
cioient gueres à faire les choſes
principales, qu'il falloit faire celles-cy, & ne negliger pas celles-
là. L'Apoſtre ſainct Paul eſcriuant aux Galates chap. 3. 10. En
ces mots, maudit eſt quiconque
ne demeure ferme en toutes les
choſes eſcrites au liure de la loy,
leur itere cette malediction, pour
monſtrer que nul homme eſtoit
iuſtifié deuant Dieu par la loy,
d'autant qui ne demeuroit ferme en
tout eſtoit maudit, & il ne s'eſt iamais trouuè homme qui ait peu
tout faire.

Le ſecond empeſchement au

dedans de nous qui nous empefche
auoir la confcience bonne, eft le
defreiglement de nos appetits auec
nos affections effrenées & indom-
ptées, d'où naiffent les defirs im-
moderez des aduantages de ce
monde, comme des voluptez char-
nelles, des honneurs & des ri-
cheffes, lefquelles chofes il faudroit reigler & reduire à la mefure,
que la droicte raifon & la loy de
Dieu nous prefcrit,, & ainfi tenãt
court ces mouuements extraua-
gans, ces inclinations deprauées,
l'homme de bien apprendra en
cette efchole de la vraye vertu de
dire auec faint Paul, Philipp. chap.
4. verf. 19. I'ay appris d'eftre
content.

Reftent les empefchemens du
dehors qui nous empefchent auoir
la confcience bonne, qui viennent
du Diable & des autres hommes,
aux attaques & coups defquels il
faut oppofer le bouclier d'vne
vraye & viue foy, & les repouffer
auec l'efpée d'vne ferme efperan-
ce, & efuiter leurs affauts &

dards par la prudence que le Seigneur nous recommande par tout
en sa parole, nommémét à ses Disciples en ce texte, soyez prudents
comme serpens.   Matth.10.v.16.

A ceste heure apres auoir parlé des empeschemens qui nous empeschent d'auoir la conscience
bonne, & des moyens pour les
rendre nuls & les destourner. Il
suit que nous voyions par quelle
voye nous pouuons acquerir vne
bonne conscience.   Ie dis doncques, il nous faut auoir tousiours
dans l'esprit que nous cheminons
deuant Dieu à qui rien n'eschappe,
non pas la moindre pensée qui
trauerse si viste nos cerueaux
creux, & ainsi tascherons à nostre
possible nous garder de l'offenser
en aucune chose, prenant vne ferme resolution de ne l'offenser plus,
& si nous auons quelque charge
ou employ, nous mettrons peine
de nous en acquitter auec tout soin
& fidelité, à la gloire de Dieu, au
bien public, & que nostre prochain en soit edifié; A ce qui est

dit cy-deſſus il faut adiouſter l'inuocation du nom de Dieu frequente, la meditation de la volonté de Dieu declarée & contenuë en ſa parole, laquelle il faut ouyr & entendre auec ſoin.

Or ayant acquis vne fois vne conſcience bonne par les moyens ſuſdits, il la faudra garder & conſeruer par les meſmes moyens, car chaque choſe ſe conſerue par les meſmes moyens qu'elle eſt acquiſe ſelon la reigle tant publiée.

Que ſi noſtre conſcience arriue eſtre bleſſee par le peché, car rien autre choſe ne luy pourra faire du mal; le ſeul vnicq baume & remede à ſa playe, eſt le ſang de Ieſus-Chriſt, ainſi qu'il eſt eſcrit Hebr. 9. 14. Le ſang de Ieſus-Chriſt purgera nos conſciences des œuures mortes pour ſeruir au Dieu viuant, lequel baume Dieu nous offre en ſon Euangile, & nous le receuons l'appliquant à noſtre mal par les mains de la foy viue & vraye, riche en bonnes œuures, or pour bien receuoir le

baume ſalutaire, il faut s'humilier
en conſeſſant ſes fautes, car comme il eſt eſcrit aux Prouerbes chap.
28. 13. Qui cache ſes pechez, ne
proſperera point, mais qui les cõ-
feſſe & qui les delaiſſe obtiendra
miſericorde.

Maintenant ſi tu veux ſçauoir
à qui il faut confeſſer tes pechez,
& de qui il ne faut pas cacher tes
forfaicts, Dauid te le dira Pſalm.
31. v. 5. A toy i'ay recogneu mon
peché, & ie n'ay point caché mon
iniquité, Ie dis, ie confeſſeray
mes tranſgreſſions au Seigneur,
& tu as pardonné l'iniquité de
mon peché. Sainct Iean pareillement l'enſeigne à qui il faut confeſſer tes pechez. 1. Epiſt. 19. Si
nous confeſſons nos pechez, il eſt
fidele & iuſte pour nous pardonner nos pechez, & nous purger de
toute iniquité : Qui eſt celuy qui
peut pardonner les pechez, ou
nous purger de nos pechez, n'eſt-
ce pas le Seigneur ſeul & nul autre? Qui peut pardonner les pechez que Dieu ſeul, cõme il eſt eſcrit

crit Matth. chap. 2. v. 4. Ainſi
Ieſus-Chriſt en remettant les pechez aux hommes leur declare
qu'il eſt vray Dieu & Seigneur.
Daniel 9. 9. Au Seigneur appartient miſericorde & pardon des
pechez, mais comme il eſt au Seigneur ſeul de pardonner les pechez, il donne le pouuoir à ceux
qu'il ordonne à annoncer ſon Euã-
gile, & adminiſtrer ſes Sacremens,
de declarer au pecheur penitent
pardon de ſes pechez : Ainſi fit-il
aux Apoſtres quand il les enuoya
par tout à annoncer ſon Euangile,
qui en la meſme authorité qu'ils
annoncent l'Euangile, ſignifient
& declarent au pecheur penitent
le pardon de ſes pechez, c'eſt à
dire, en qualité de ſeruiteur ou
miniſtere, & non en maiſtre ;
car c'eſt le Seigneur ſeul qui eſt le
maiſtre, de meſme ont-ils le pouuoir de denoncer au pecheur impenitent les iugemens de Dieu ex-
tremes, c'eſt à dire, la damnation
eternelle ſi il ne ſe repent de ſes
pechez, & tourne au Seigneur. Ce

P

que ie dis icy estre donné aux A-
postres touchant la declaration
du pardon ou iugement de Dieu
au pecheur selon sa repentance,
Ie dis que le mesme pouuoir fut
donné aux Disciples des Apostres
& non seulement à eux, mais à tous
ceux qui leur succedent au ministere de l'Euangile, comme dés le
commencement du monde iusqu'à
Christ, tous ceux qui estoient ordonnez à declarer la volontè de
Dieu au peuple touchant les mysteres du salut, tels estoient les
Patriarches & Prophetes Prestres
Leuites, &c. Ainsi tu vois le Prophete Nathan declarer à Dauid la
remission de son peché sur le tesmoignage de sa repentance par la
confession de son peché 2. Samuel
12. v. 12. en ces mots : Dauid dit à
Nathan, i'ay peché contre le Seigneur, Nathan respond à Dauid,
le Seigneur a osté ton peché : En
sorte qu'en tout temps & tout sieu,
il s'est practiqué & à bon droict se
pratique encores, & le sera iusqu'à
la fin du monde ou la volonté de

Dieu ſera cogneuë, que ceux qui
ont la charge d'annoncer la parole de Dieu declarent au pecheur
penitent la remiſſion de ſes pechez
& s'ils apperçoiuent quelques-vns
de ceux qui ſont ſous leur charge
croupir dans le peché ſcandale uſe-
ment, ils luy denoncent les Iugemens de Dieu, s'ils ne ſe repentent
de leurs fautes , & s'ils voyent
quelqu'vn en affliction , ils luy
conſeillent s'il a quelque choſe
qui luy trouble la conſcience de ne
la luy celer point, afin de receuoir
de luy de la conſolation ſelon ſa
repentance, par la declaration du
pardon de ſes pechez au nom du
Pere, du Fils. & du ſainct Eſprit,
vn ſeul Dieu beniſt à iamais, laquelle declaration du pardon faite au pecheur par celuy qui a charge, apres la confeſſion du pecheur
d'vne phraſe vſitée, ſe nomme ab-
ſolution , à cauſe du formulaire
que le paſteur vſe en cette maniere, ainſi diſant, par l'authorité
que le Seigneur m'a commis , ie
t'abſous de tous tes pechez au nom

du Pere, du Fils, & du fainct Efprit, apres auoir faict vne priere à
Dieu pour le pecheur, luy oyant
& entendant.　Tout cecy ne fait
rien à la practique d'auiourd'huy
en beaucoup de lieux ou la loy
est imposée au peuple de confesser
ou raconter au Prestre en son E-
glise de fois à autre toutes leurs
actions, paroles & pensées, entant
qu'ils se peuuent souuenir, voire
le Prestre par ses demandes les
fait sçauoir & dire à quoy ils n'a-
uoient iamais pensé.　Ie dis cette
practique est mauuaise, d'autant
qu'elle impose vn ioug sur eux,
à qui Christ par son sang a acquis
vne franchise & liberté, & aussi
elle n'est point commandée dans
la parole de Dieu, ny en auons aucun exemple : De plus, de cette
practique les Prestres se sont acquis vn pouuoir sur le peuple, lequel ils manient si dextrement
qu'ils leur font faire vne bonne
partie de ce qu'ils veulent, & en
effect ils se nomment maistres de
la côscience, lequel tiltre est deu à

Dieu seul qui est l'vnic Seigneur
& Maistre de la conscience, comme nous auós veu ailleurs, Et pour
comble de maux qui viennent de
ces confessions, par leur demandes
au penitent, s'il a fait ce peché icy
ou ce peché là ? ils instruisent les
vices & monstrent le mal, en faisant cognoistre non seulement les
vices mesme à celuy qui auparauāt
l'ignoroit, mais la maniere de le
faire.   Quant au texte de sainct
Iacques chap. 5. v. 16. Confessez
vos fautes les vns aux autres , il
ne fait rien pour ceste confessiōn à
l'oreille d'vn Prestre : car icy l'A-
postre recommande vne confession
mutuelle qui ne se fait en cette practique. Or en ces mots sainct Iacques où il parle aux Prestres seuls,
& ainsi cecy ne regarde pas le peuple; Et de faict quand les Prestres
se confessent, pour parler selon la
phrase ordinaire, ils le font les vns
aux autres, ou bien l'Apostre parle en ce lieu au peuple seul, & ainsi
cecy ne concerne en rien les Prestres, Pourquoy ce texte n'oblige

pas le peuple à confesser au Prestre: ou bien l'Apostre parle en ce
lieu au Prestre & au peuple, & ainsi
il commande au Prestre de confesser à quelqu'vn du peuple, comme à quelqu'vn du peuple de confesser au Prestre, Mais l'Apostre
en ce texte conuie le peuple à la
confession mutuelle de pechez, afin
d'en receuoir mutuellement la con
solation, sur le trouble que le peché
leur pourroit apporter, & si quelqu'vn auoit offensé son compagnõ
de le confesser, & en charité receuoir pardon.

Le second degré de l'humi-
liation du pecheur est, la priere
instante & frequente à Dieu pour
destourner son ire de dessus nous,
& nous deliurer de nos pechez dõt
nous sommes trauaillez en nostre
conscience, dequoy nous auons
vn exemple notable en la personne de Dauid, qui prioit si souuent
& instamment Dieu pour auoir
misericorde, & destourner son ire
à cause des pechez par luy commis:
Par tous les Pseaumes, sur tout és

Pſeaumes penitentiaux. De plus,
nous ſommes inuitez par belles &
grandes promeſſes en l'Euangile,
de prier Dieu : d'où ſainct Iacques
chap. 5. nous incite à la priere à
l'exemple d'Elias, qui obtint par
la priere des pluyes & ſechereſſes
extraordinaires, voire l'Eſprit de
Dieu a eſté ſi ſoigneux en cette ma-
tiere de priere non ſeulement à
nous preſcrire certains reiglemens
à nos prieres, comme de ne faire
point d'iteration en nos prieres,
&c. Mais auſſi à nous donner vn
formulaire de prier pour en vſer
ſouuent, & y conformer nos propres prieres comme à vn patron &
modelle tres-pafaiĉt. En fin apres
s'eſtre humilié deuant Dieu par
confeſſion de ſes pechez, & par
priere inſtaute pour obtenir miſericorde, il faut afin de bien receuoir le remede & baume de la conſcience bleſſée, reſiſter fermement
& courageuſement par la grace de
Dieu aux doutes & fluctuaſions de
noſtre vie corrompuë par le peché, qui pourroit esbranler la cer-

titude de noſtre foy.

Mais pour bien reformer la
conſcience bleſſée, il faut prendre
bien garde auec ſoin quand elle
ceſſe d'accuſer & eſpouuanter, &
apres quand elle commence de
nous excuſer deuant Dieu, & quant
& quant nous teſmoigner par le
ſainct Eſprit que nous ſommes enfans de Dieu, & que nos pechez
nous ſont pardonnez, alors nous
deuons mettre bonne peine & di-
ligence à continuer le bon commencement, l'accroiſtre de iour
en iour, & taſcher à le conſeruer,
l'ayant vne fois acquiſe, cependant que les mondains ſe tüent
corps & ame pour des choſes qu'ils
delaiſſeront en peu de temps malgré eux.   En premier lieu, parce
que la bonne conſcience eſt la ſeule ioye ſincere de gens de bien, &
ſans icelle il n'y a aucun vray contentement, car par icelle nous a-
uons la confiance d'inuoquer le
nom de Dieu, ſeule conſolation en
tous nos maux, quand meſme tous
les hommes nous quittent.   En

second lieu, Dieu nous recomman
de à conseruer la bonne conscience. 1. Timoth. 5. 1. 19. Garde la foy-
& la bonne conscience. 3. 9. Re-
tien le secret de la foy en vne
conscience pure, ausquels textes
l'Apostre parle à tous en la personne de Timothee, & d'autant plus
deuons nous estre soigneux à garder la conscience bonne, qu'elle
est tendre comme la prunelle de
l'œil, qui est la plus tendre de toutes les parties du corps.   Apres
pour esuiter tous ses maux & dan-
gers que Dieu enuoye à ceux qui
ont mauuaise conscience, & ausquels tombent facilement ceux
qui ne sont gueres soigneux de garder vne bonne conscience, tel est le
desepoir, car il ne profite pas à tous
en mourant de dire vn Peccauy
comme vous voyez en Iudas : pourquoy que chacun de nous mette
peine diligente de dire auec sainct
Paul, I'ay combattu le bon combat, I'ay acheué la course, I'ay
gardé la foy, quant au reste la

Q

Couronne de Iustice m'est reser-
uée, laquelle me sera donnée en ce
iour, auquel viendra le Seigneur
iuste Iuge, auquel soit honneur &
gloire à iamais.　Amen.